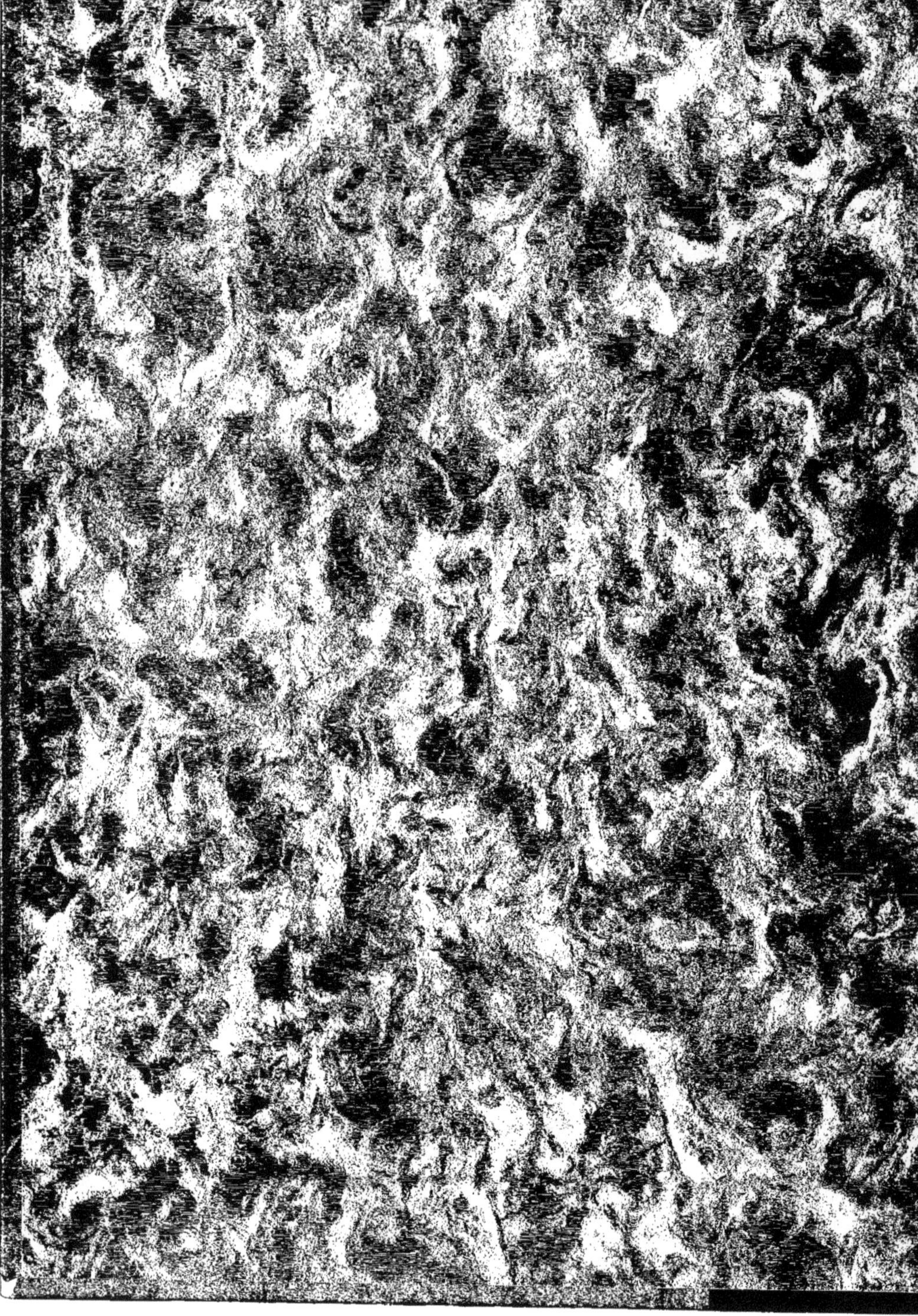

# LES

# DÉMONIAQUES DANS L'ART

BOURLOTON. — Imprimeries réunies, B, rue Mignon, 2

# LES
# DÉMONIAQUES
## DANS L'ART

PAR

## J.-M. CHARCOT (DE L'INSTITUT) ET PAUL RICHER

AVEC 67 FIGURES INTERCALÉES DANS LE TEXTE

## PARIS

ADRIEN DELAHAYE ET ÉMILE LECROSNIER, EDITEURS

PLACE DE L'ÉCOLE-DE-MÉDECINE

1887

Tous droits réservés

# PRÉFACE

Nous avertirons le lecteur, dès la première ligne de ce travail, qu'il n'a point à s'étonner d'un mot qui reviendra souvent sous ses yeux, mais avec une signification bien différente de celle qui a prévalu dans le monde alors que la science n'avait point déterminé la série des accidents qu'il caractérise. Ce mot doit entrer désormais dans le langage courant sans exciter les mêmes susceptibilités qu'au temps où il ne s'appliquait qu'à des phénomènes qui paraissaient impliquer nécessairement une certaine excitation morbide des sens. Nous nous proposons seulement d'ailleurs de montrer la place que les accidents extérieurs de la névrose hystérique ont prise dans l'Art, alors qu'ils étaient considérés non point comme une maladie, mais comme une perversion de l'âme due à la présence du démon et à ses agissements.

La « grande névrose hystérique », dont l'étude raisonnée est relativement de date récente, n'en est pas moins une affection fort ancienne. Elle ne saurait être considérée, ainsi qu'on s'est plu si souvent à le répéter, dans ces derniers temps, sous toutes les formes, comme la maladie spéciale de notre siècle.

Dans l'esprit du plus grand nombre, cette dénomination, « l'hystérie », emporte avec elle l'idée d'une affection spéciale au sexe féminin. Il est démontré au-

jourd'hui qu'elle se rencontre également chez les hommes[1]. C'est, nous le répétons, une affection n'ayant rien de commun avec d'autres déviations patholo-
giques des sens. Il faut délivrer ces malades de la réputation mal fondée qu'on
leur a imposée si longtemps. D'ailleurs, ce n'est qu'à regret et contrainte par
l'usage que la Science emploie encore aujourd'hui une dénomination dont le sens
exact n'a plus aucune relation avec l'étymologie.

Ces précautions prises contre des apparences plutôt que des réalités, nous
résumons l'esprit général de nos recherches à travers les monuments du passé qui
représentent « des démoniaques ».

Ce n'est point à une époque très reculée que se rapportent les documents figurés
que nous avons observés. L'Antiquité, ainsi que nous le dirons tout à l'heure, ne
s'est point plu à retracer les spectacles effrayants et tristes qu'offrent les patients
pendant les crises. Mais il n'est pas difficile de retrouver les traces de l'affection
que nous étudions dans l'histoire des possessions démoniaques qui ont désolé le
Moyen Age. Les récits que les témoins oculaires et certainement véridiques ont
laissé des faits et des gestes des possédés ne laissent aucun doute à cet égard.
L'interprétation surnaturelle que les contemporains ne pouvaient pas ne pas
donner de ces phénomènes si extraordinaires disparaît au fur et à mesure que
l'investigation scientifique étend ses recherches et que la science moderne recule
les limites de ses conquêtes.

Dans ces études de médecine rétrospective, nous suivons d'ailleurs la voie
ouverte par d'éminents observateurs, tels que Calmeil, Littré et quelques autres
médecins distingués.

Mais les possessions démoniaques, dont l'histoire nous a conservé de longs et
minutieux procès-verbaux, sont en quelque sorte décrites avec non moins de force
et de véracité dans les œuvres d'art. Des miniatures, des plaques d'ivoire, des
tapisseries, des bas-reliefs en bronze, des fresques, des tableaux, des gravures ont
retracé des scènes d'exorcisme et figuré les attitudes et les contorsions des « possé-

1. Voir à ce sujet : M. Charcot, *Leçons sur l'hystérie chez l'homme*, in Progrès Médical, 1885.

dés », dans lesquelles la science retrouve aujourd'hui les traits précis d'un état purement pathologique. Ces documents — nouveaux ou, du moins, auxquels, sauf le physiologiste Bell, on n'avait pas songé à recourir,—empruntés au domaine des arts, confirment pleinement les autres preuves que nous fournit en grand nombre l'histoire écrite.

Depuis longtemps, nous avons recherché parmi les œuvres d'art les plus diverses celles qui avaient spécialement trait aux démoniaques convulsionnaires. Nous sommes en possession aujourd'hui d'une collection relativement importante, puisée aux sources les plus variées, et pour la formation de laquelle nous avons mis à contribution tous les moyens dont nous pouvions disposer : voyages, musées, collections particulières, photographies, moulages, etc.

Nous avons cherché à intéresser à ces recherches nos amis et collègues des différents pays ; et nous les prions d'agréer ici l'expression de notre reconnaissance pour l'aide précieuse qu'ils nous ont prêtée. Dans ces recherches, encore nouvelles, nous sommes loin certainement d'avoir épuisé tous les filons. Nous profitons de l'occasion pour faire appel aux collaborateurs inconnus qui voudront bien prendre intérêt à ces études, où les documents les plus décisifs peuvent naître d'une rencontre fortuite.

C'est donc autant dans l'espoir de provoquer de nouvelles découvertes, que dans là conviction de soulever une question intéressant l'art, l'archéologie et l'histoire, que nous publions quelques-unes de nos études relatives à la représentation des démoniaques dans les arts, en y joignant la reproduction des pièces les plus parlantes de notre collection.

Si des œuvres d'artistes ont pu fournir à la science un appoint sérieux pour établir l'existence ancienne de la grande névrose, peut-être nos études techniques peuvent-elles, par un juste retour, être de quelque utilité en fournissant à la critique de nouveaux et solides éléments d'appréciation sur le génie et la méthode de certains maîtres.

La critique désintéressée, celle qui n'est le porte-parole ni d'un individu ni d'un groupe, puisera, nous l'espérons, des motifs de jugement de plus en plus larges dans les documents que nous allons lui présenter. Ces documents sont d'autant moins suspects que nous nous sommes attachés à demeurer sur le terrain de l'observation physiologique et pathologique, considérant que l'esthétique ou l'appréciation du génie individuel des maîtres n'était point spécialement de notre ressort.

L'un de nous écrivait, il y a presque trente ans[1], ces lignes, que nous pouvons reprendre pour cette *Préface* : «... La médecine est en possession de décider — il s'agissait d'observations sur un buste d'*Ésope* que nous avions rencontré parmi les Antiques du Vatican — si telle ou telle imperfection de traits, d'attitude ou de conformation appartient à la nature ou au ciseau, et si conséquemment elle accuse chez l'artiste ou une grande habileté ou une grande impéritie. Il n'est pour ainsi dire pas d'irrégularité morphologique absolument circonscrite : ce n'est jamais qu'un centre d'où émanent, dans les parties environnantes et parfois à une grande distance, des caractères spéciaux entièrement subordonnés à la nature, au siège, au degré de la difformité, et qui la traduisent selon des règles fixes et nécessaires. » Diderot, au xviiie siècle, avait déjà indiqué les lignes générales de ce mode de critique naturaliste, que les artistes peuvent et doivent exercer sur leur propre production.

L'Antiquité ne nous a pas fourni de matériaux que nous ayons pu utiliser. Elle paraît avoir toujours évité de peindre la Maladie. Elle s'est tout au plus bornée à représenter quelques cas de difformité. Si l'on a pu faire cette remarque que, même dans les représentations de combats, elle usa le moins possible de l'effet terrifiant des blessures et de l'effusion du sang, il va de soi qu'elle eût trouvé répugnants les mouvements irréfléchis, les visages grimaçants, les gestes hors de tout équilibre et de toute habitude que peuvent affecter les traits, les membres et le torse pendant les attaques.

Les premières représentations de démoniaques que nous ayons rencontrées, datent du ve ou du vie siècle. Elles ont surtout un caractère sacré. Plus tard, au Moyen Age, elles reproduisent des scènes de la vie des saints et sont du domaine essentiellement religieux.

A l'époque de la Renaissance, elles suivirent le développement du luxe dans

---

1. *Gazette hebdomadaire de médecine et de chirurgie.* Juillet 1857 : *De quelques marbres antiques concernant des études anatomiques*, avec trois planches, par J.-M. Charcot et A. Dechambre.

les églises, puis, avec les maîtres italiens et avec Rubens, elles prirent un aspect particulièrement somptueux.

Les artistes espagnols se sont exclusivement attachés à reproduire les caractères de l'extase sur le visage et dans les gestes[1]. En revanche, l'école de Breughel, sérieuse sous sa forme excessive et caricaturale, nous a fourni des renseignements d'une valeur toute particulière, restituant avec les mœurs populaires les symptômes précis de la grande névrose, à propos des processions dansantes, désignées sous le nom de « danse de Saint-Guy ».

Au xviiie siècle, avec les convulsionnaires de Saint-Médard au tombeau du diacre Pâris, les scènes revêtirent un caractère plus spécialement anecdotique[2].

Nous n'aurons pas à parler des œuvres modernes, parce qu'aujourd'hui de telles représentations n'offrent que l'intérêt limité d'un sujet de commande. Elles prendront rang cependant, et la marche du temps leur imprimera à leur tour un caractère documentaire.

Dans les plus anciennes représentations de démoniaques, qui ne remontent pas au delà des ve et vie siècles de l'ère moderne, la possession est figurée d'une manière toute conventionnelle. Le possédé n'a rien de caractéristique, ni dans ses traits, ni dans son attitude. La présence du démon sous une forme visible au moment où il quitte le corps de sa victime est le seul signe qui permet de reconnaître les scènes d'exorcisme.

---

1. M. P. Lefort a bien voulu nous indiquer les deux tableaux suivants, appartenant à l'école espagnole et ayant trait aux possessions démoniaques : .

Un *Exorcisé* de Goya, au musée du Prado, Madrid.

Un tableau sur bois attribué au Berruguette et représentant un *Exorcisme*, également au musée du Prado.

M. Ph. Burty nous signale l'existence, dans le couvent de S<sup>te</sup> Domingo, à Salamanque, d'un tableau assez médiocre d'ailleurs, d'un artiste du xviie siècle et représentant S<sup>t</sup> Ignace délivrant une femme possédée. Les diables qui s'échappent de la bouche de la patiente offrent ceci de particulier qu'ils sont colorés en vert. Cette couleur devait avoir toute la valeur d'un symbole. Le moyen âge en avait fait la livrée des démoniaques, si nous en croyons une ancienne « Relation » du Berry. « Peu de distance après ledit enfer, allait un démoniacle, vestu de satin *verd*, semé de pommes d'or, avec collet de taffetas jaune changeant et était coëffé d'un bonnet fait d'étrange façon, garni de quelques pierreries, conduit. et mené par son père qui le tenait attaché d'une assez longue chaisne dorée, et estait ledit père vestu de satin jaune avec un collet à la mode judaïque. » (*Relation de l'ordre de la triomphante et magnifique monstre des Saints Actes des Apôtres, faite à Bourges*, avril 1536, par Arnoul et Jacques Thiboust, sieur de Quantilly, etc..., recueillie par M<sup>e</sup> Labouvrie, notaire honoraire, Bourges, 1838.)

2. L'école anglaise, ne nous a fourni aucun document.

Les Grecs avaient figuré l'âme à la sortie du corps sous la forme d'un petit fantôme, *l'eidôlon*[1], gardant la ressemblance du corps, ou bien sous les traits d'une petite figure nue, ailée et toujours peinte en noir. Il semble que ce dernier mode de représentation d'une substance spirituelle ait guidé les artistes chrétiens dans leurs premières figurations du démon, lequel est reproduit sous la forme d'une sorte de génie, d'un petit être nu, parfois ailé, s'échappant soit de la bouche, soit du crâne de l'exorcisé. On en trouvera plus loin de curieux exemples.

Plus tard cette figure d'exorcisé prend des traits plus précis; le démon a des cornes, une queue, des griffes; il revêt même les formes d'animaux les plus étranges; et, jusque chez les grands artistes de la Renaissance, nous retrouvons cette tradition, sous la forme de quelques petits diables qui se sauvent dans un coin du tableau. Mais ici le symbole devient l'accessoire et le démoniaque lui-même possède ces caractères de réalité saisissante sur lesquels nous aurons à insister, dans le cours du livre, à propos des peintres du XVIe siècle.

L'imagerie populaire et religieuse nous a légué un assez grand nombre de scènes de possession. Pour honorer les saints, suivant la coutume chrétienne, on avait l'habitude de les représenter dans une des circonstances de leur vie qui avaient décidé de leur sainteté ; cette circonstance devenait en outre la raison d'une dévotion toute spéciale. C'est ainsi que des saints, qui, pendant leur vie, s'étaient fait remarquer par leur pouvoir sur les malades qui nous occupent, étaient habituelle- ment figurés exorcisant les démoniaques. Saint Mathurin fut un des plus célèbres, et son pèlerinage, à Larchant, a joui, du XIe au XVe siècle, d'une vogue extraor- dinaire. Selon la légende, saint Mathurin, prêtre, aurait été appelé à Rome par un empereur nommé Maximien, pour délivrer la fille du prince. C'est pourquoi il est habituellement représenté bénissant une femme tandis que le diable s'échappe du crâne ou de la bouche de la patiente. Saint Benoît, saint Ignace, saint Hyacinthe, saint Denis et bien d'autres, ont été également représentés exorcisant des possédés, ainsi que le témoignent les nombreuses estampes que nous avons trouvées à la Bibliothèque nationale et des photographies prises d'après les originaux[1].

---

1. Voy. *Mythologie figurée de la Grèce*, par Maxime Collignon, p. 290. — *Étude sur les lécythes blancs attiques à représentations funéraires*, par E. Pottier, p. 75.

Dans un recueil représentant tous les saints et saintes de l'année, par J. Callot, on ne trouve pas moins de sept guérisons de possédés.

La plupart de ces figures de possédés créées par l'imagerie religieuse n'offrent guère qu'un intérêt historique, et ne sauraient fournir aucun document sérieux à l'appui de la thèse de l'ancienneté que nous formulions en commençant.

Il n'en est pas de même pour les œuvres des maîtres de la Renaissance. Certaines d'entre elles, celles du Dominiquin, d'André del Sarte, de Rubens, pour ne citer que les plus célèbres, portent avec elles les preuves d'une scrupuleuse observation de la nature. Nous retrouvons dans la figure du possédé tout un ensemble de caractères et de signes que le hasard seul n'a pu réunir, et des traits si précis que l'imagination ne saurait les avoir inventés.

Bien plus, nous pouvons ajouter que, du moins dans les cas particuliers dont il s'agit, le modèle dont s'est inspiré le peintre n'était autre qu'un sujet atteint de grande hystérie, et ce n'est pas une des moindres preuves de la perspicacité et de la sincérité de l'artiste que ce diagnostic rétrospectif d'une affection nerveuse alors méconnue et attribuée à une cause surnaturelle.

D'autres artistes, il est vrai, parmi lesquels se place Raphaël, ont peint des démoniaques dont les convulsions — nous n'hésitons pas à le déclarer, après Charles Bell — ne répondent à rien d'essentiellement réel, ni même de connu.

Nous ne saurions entrer ici dans de plus grands détails relativement aux œuvres des maîtres que nous comptons étudier dans le cours de ce travail.

En parcourant les différentes pièces de notre collection, on peut constater d'une façon générale qu'au fur et à mesure que l'Art, quittant le langage symbolique, se transforme par l'étude détaillée de la nature, la figure du démoniaque dépouille les signes de la convention archaïque ou de la fantaisie personnelle pour revêtir

---

1. Dans les Recueils de gravures de sainteté de la Bibliothèque nationale, et désignés sous la rubrique « Saints et Saintes », nous avons trouvé des scènes de possession relatives à un grand nombre de saints et de saintes : saint Albert, saint Bernard, saint Benoît, saint Basle, saint Barthélemy, saint Charles Borromée, saint Diego d'Alcala, saint Didier, saint François de Paul, saint Gal, saint Ivon, saint Ignace, saint Hyacinthe, saint Jean, saint Liu, saint Mathurin, saint Nicolas, saint Pierre de Monon, saint Philippe de Néri, saint Romuald, saint Lipern, saint Thomas de Villeneuve, sainte Claire, sainte Catherine de Sienne, etc. Nous possédons dans notre collection les reproductions photographiques des plus intéressantes de ces estampes, grâce à l'habile et dévoué concours de M. A. Londe, directeur du service photographique à la Salpêtrière.

des caractères puisés dans la réalité, et qu'il nous a été facile de reconnaître, pour la plupart, comme appartenant à la grande névrose hystérique. Au démoniaque hystérique, au possédé convulsionnaire pour lequel le médecin ne soupçonnait nul remède, et dont le prêtre ou le juge s'emparaient, convaincus qu'ils opéraient sur une âme hantée par le démon, a succédé un malade dont le crayon, le pinceau et la photographie notent toutes les attitudes, toutes les nuances de physionomie, venant ainsi au secours de la plume, qui ne peut tout décrire dans les effets extérieurs de cette étrange et cruelle maladie.

A cause de la grande diversité des documents que nous désirons faire passer sous les yeux du lecteur, nous avons renoncé à tout groupement naturel et à toute classification. Nous les ferons se succéder en suivant aussi strictement que nous le pourrons l'ordre chronologique. Cette manière de procéder a bien l'inconvénient de rapprocher parfois les éléments les plus inégaux et les plus disparates ; mais il ne faut pas oublier que chaque spécimen figure ici pour sa valeur intrinsèque quelle qu'elle soit. Après les quelques idées générales émises dans cette *Préface*, nous n'avons d'autre prétention que de renseigner plus complètement le lecteur en lui mettant entre les mains les pièces du procès. Pour ce faire, la méthode la plus simple était la meilleure. Nous décrirons donc les diverses pièces de notre collection en suivant, ainsi que nous l'avons dit, l'ordre chronologique, nous réservant, bien entendu, de signaler simplement les spécimens de moindre importance, pendant que nous ne craindrons pas d'accompagner de longs commentaires les documents les plus sérieux à l'appui de notre thèse. Il était utile, afin d'éviter au lecteur de longues recherches dans des ouvrages spéciaux, de donner un court résumé de la grande attaque hystérique et de quelques-unes de ses variétés, telles que nous les observons aujourd'hui. La comparaison sera rendue plus facile.

Nous ne terminerons pas sans dire un mot des extatiques, qui, dans certains cas, méritent à plus d'un titre d'être rapprochés des « possédés du démon ».

Paris, 1886.

# DÉMONIAQUES

## DANS L'ART

# LES

# DÉMONIAQUES

## DANS L'ART

---

## JÉSUS GUÉRISSANT UN POSSÉDÉ

MOSAIQUE DE RAVENNE (V⁰ SIÈCLE)

La scène que représente cette mosaïque est tirée des Évangiles. Jésus débarquant sur la terre des Géraséniens délivra un homme possédé d'un nombre considérable de démons, qui, sur son ordre, entrèrent aussitôt dans des pourceaux paissant non loin de là. Tout le troupeau se précipita dans la mer où il périt.

Ce spécimen n'a guère d'autre intérêt que son ancienneté. Le possédé n'a rien de caractéristique. L'artiste l'a représenté alors que le miracle est opéré. Il est à genoux aux pieds de Jésus, les deux mains tendues en avant, la tête légèrement inclinée, le regard fixé à terre, dans une attitude d'humilité et d'action de grâce.

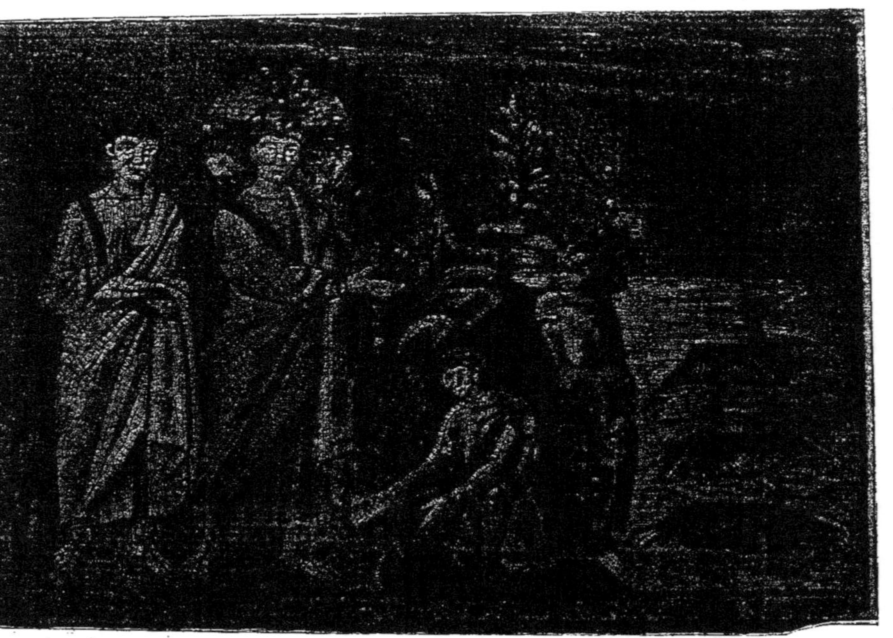

JÉSUS GUÉRISSANT UN POSSÉDÉ

D'après une mosaïque de Ravenne (ve siècle).

# LE CHRIST DÉLIVRANT UN POSSÉDÉ

### IVOIRE DU Vᵉ SIÈCLE

Un ivoire du vᵉ siècle, fragment de la couverture d'un évangéliaire de la bibliothèque de Ravenne, retrace une scène d'exorcisme : on y voit le Christ délivrant un possédé. Le Christ tient une croix de la main gauche et lève la droite vers l'énergumène en faisant le geste consacré,

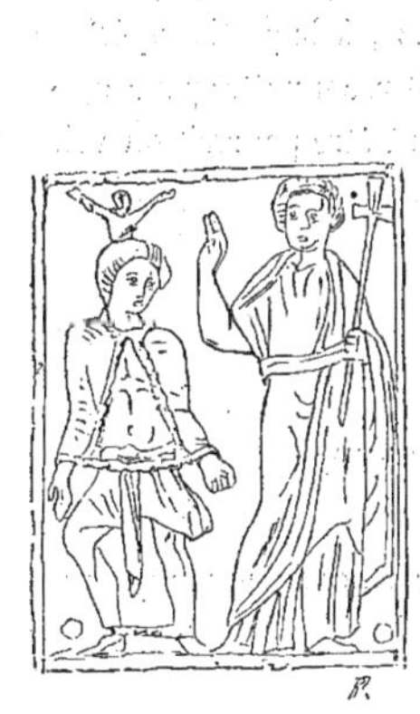

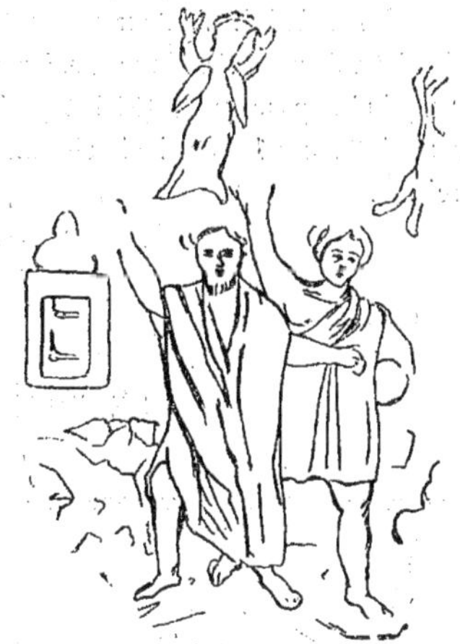

LE CHRIST DÉLIVRANT UN POSSÉDÉ

D'après un ivoire du Vᵉ siècle. Fragment de la couverture d'un évangéliaire de la bibliothèque de Ravenne.

ÉNERGUMÈNE

Miniature. Manuscrit syriaque de la bibliothèque de Florence (VIᵉ siècle).

la paume tournée en avant, l'index et le médius étendus pendant que les deux derniers doigts sont fléchis. Le possédé est debout, les jambes légèrement infléchies comme pour s'éloigner. Les deux poignets sont enchaînés et rattachés par deux chaînes ; les chevilles sont également réunies par une chaîne. Une petite forme humaine, qui étend les bras, est à demi sortie du crâne du possédé [1].

## ÉNERGUMÈNE

MINIATURE. MANUSCRIT SYRIAQUE DE LA BIBLIOTHÈQUE DE FLORENCE (VI<sup>e</sup> SIÈCLE)

La figure que nous donnons ici est empruntée à l'ouvrage du comte de Grimoüard de Saint-Laurent sur l'art chrétien.

Il s'agit d'une miniature qui paraît représenter un énergumène avec une figure ailée qui s'élève au-dessus de lui. L'auteur ne paraît pas très fixé sur la signification précise de ce dessin. Il incline à y voir une scène de magie, à cause de la présence, à la partie supérieure, d'un personnage qui n'est pas représenté ici et que le costume ferait reconnaître pour une puissance du Bien sous l'influence de laquelle le charme est détruit. Peut-être pourrait-on voir là une scène d'exorcisme.

## LE POSSÉDÉ DE GÉRASA

MINIATURE. MANUSCRITS DE L'EMPEREUR OTTON CONSERVÉS A LA CATHÉDRALE D'AIX-LA-CHAPELLE [2]
(XI<sup>e</sup> SIÈCLE)

Le possédé représenté dans cette miniature demeurait dans les tombeaux et avait les pieds et les mains liés (Saint-Marc, ch. v, 4). Aussi voit-on au bas de l'image quatre tombeaux. Le malade est debout, mains et pieds liés, vêtu d'une ceinture de couleur sombre devant le

1. Cet ivoire est signalé par Gori dans *Thesaurus veterum diptychorum*, t. III. La planche VIII en donne une reproduction.

2. Les images des manuscrits de l'empereur Otton ont été reproduites par la photographie dans un ouvrage récent dont nous devons la connaissance à l'obligeance du D<sup>r</sup> Schuster d'Aix-la-Chapelle et intitulé : *Die Bilder der Handschrift des Kaisers Otto in Münster zu Aachen*, etc... Von Stephan Beissel S.-J. Aachen Rudolph Barth., 1886. — C'est à cet ouvrage que nous empruntons les détails que nous donnons ici.

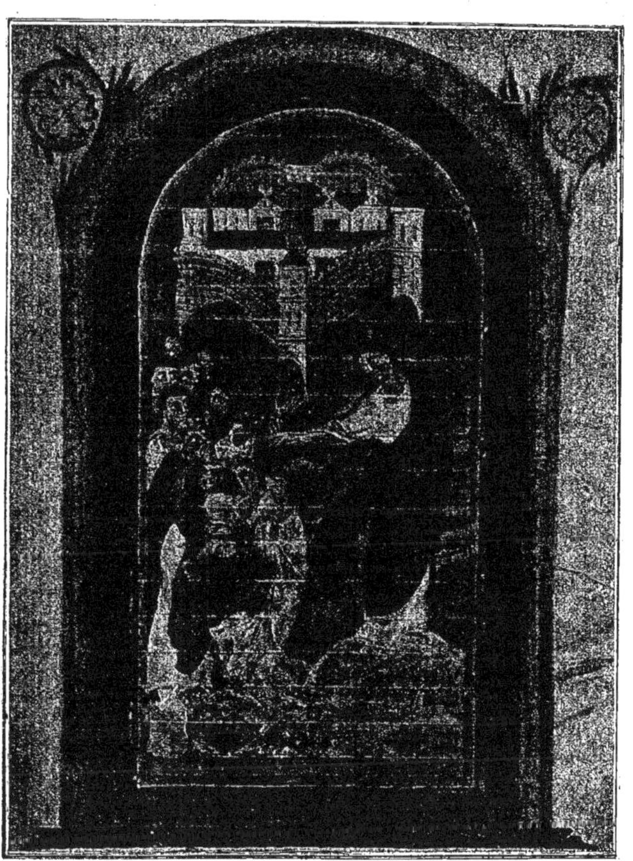



Miniature. Manuscrits de l'empereur Otton conservés à la cathédrale d'Aix-la-Chapelle (xi⁰ siècle).

Sauveur qui lève la main et ordonne au diable de le quitter. Un petit fantôme aux longues ailes
sort de la bouche du pauvre homme, et dans le bas on voit des figures semblables du diable à
cheval sur trois cochons qui s'élancent dans l'eau, tandis qu'un quatrième cochon est déjà porté
par les vagues.

Nous n'avons rien à ajouter à la description précédente qui est celle qu'en donne M. Stephan
Beissel dans son très intéressant ouvrage sur les manuscrits d'Aix-la-Chapelle comparés aux
évangéliaires de Trèves, de Gotha, de Brême et d'Hildesheim, dans lesquels le même exorcisme est représenté d'une façon analogue.

## LE FILS POSSÉDÉ

MINIATURE. MANUSCRITS DE L'EMPEREUR OTTON CONSERVÉS A LA CATHÉDRALE D'AIX-LA-CHAPELLE
(XI° SIÈCLE)

Cette miniature est pour nous d'un beaucoup plus grand intérêt que la précédente. C'est, à
notre connaissance, la plus ancienne figuration de possédé présentant quelques-uns de ces caractères de réalité si remarquables, et que les grands artistes de la Renaissance ont su rendre avec
tant de bonheur, ainsi que nous le verrons plus loin. Le jeune homme est au milieu d'une crise,
le tronc violemment courbé en arrière, la tête et les membres contracturés. Il est soutenu par
son père qui le présente au Christ. Derrière le père, sur trois rangs, cinq hommes et une femme
appuient sa demande de secours. Tandis que le père est représenté comme un homme riche
avec une barbe blanche, des chausses rouges et un habit jaune descendant jusqu'aux genoux,
le fils ne porte qu'un long vêtement blanc d'étoffe légère.

L'attitude donnée ici par l'artiste au jeune possédé mérite d'être signalée. Ce renversement en
arrière doit être rapproché de *l'arc de cercle* si fréquent chez les hystériques. C'est l'attitude
donnée par Le Dominiquin à son jeune possédé du *Miracle de saint Nil* au sujet duquel nous
entrerons plus loin dans de plus longs développements.

# SAINT ZÉNON, ÉVÊQUE DE VÉRONE, EXORCISANT UNE FEMME POSSÉDÉE

BAS-RELIEF EN BRONZE. PORTE DE L'ÉGLISE SAN-ZÉNO, A VÉRONE (XIᵉ SIÈCLE)

Ce bas-relief est de la même époque que la miniature que nous venons de considérer et n'offre pas un intérêt moindre.

Vêtue d'une longue tunique collante, la possédée se renverse en arrière, faisant saillir le

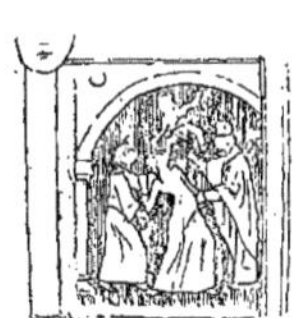

SCÈNE D'EXORCISME

D'après un des bas-reliefs en bronze de la porte de San-Zéno, à Vérone (XIᵉ siècle).

ventre proéminent. L'exagération même de cette attitude n'a rien que de très naturel. Nous savons, en effet, combien la tympanite est fréquente chez les hystériques, soit au moment même des crises, soit en dehors d'elles, et nous avons rappelé plus haut combien est fréquent aussi le mouvement de renversement du tronc en arrière sous forme d'arc. Derrière elle, un moine lui saisit l'avant-bras droit d'une main, pendant que de l'autre il soutient les épaules et la tête qui se renverse également. En avant, un évêque mitré, qui tient de sa main gauche l'autre bras de la possédée, élève la main droite qui fait le geste de la bénédiction.

Au dessus le démon, sous la forme d'un génie, paraît sortir de la bouche de la patiente.

« On raconte, dit Ch. Cahier dans *Les Caractéristiques des Saints*, que saint Zénon, évêque de Vérone, guérit la fille de l'empereur possédée du démon. » C'est ce fait dont le bas-relief de l'église saint-Zénon consacre la mémoire. « Nous verrons, ajoute à ce propos le même auteur, que pareil service, rendu à des empereurs même païens, se retrouve dans plus d'une légende (sans compter les Actes des Apôtres) et qu'il y est assez ordinairement question de *jeunes femmes* en pareil cas. » Ce détail méritait d'être relevé.

## GUÉRISON DE PLUSIEURS POSSÉDÉS AU TOMBEAU DE SAINT FRANÇOIS D'ASSISE



Les deux plus anciens portraits de saint François d'Assise sont entourés de vignettes représentant les principaux miracles du saint, parmi lesquels nous trouvons la guérison de personnages possédés du démon.

Le plus ancien a été peint vers 1230 par Giunta Pisano sur une des planches qui servirent de

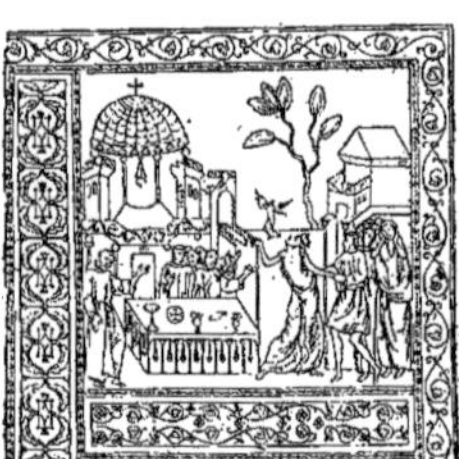

GUÉRISON D'UNE FEMME POSSÉDÉE

Fragment d'un tableau de Giunta Pisano (1230).

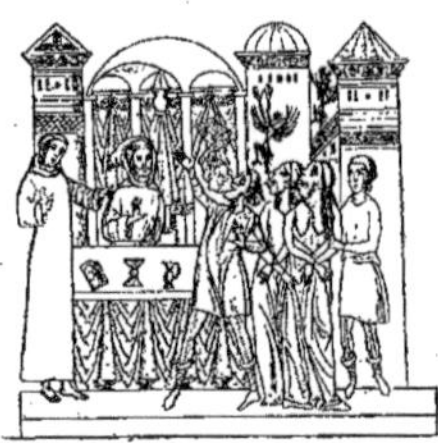

GUÉRISON D'UNE FEMME POSSÉDÉE

Fragment d'un tableau de Bonaventure Berlingheri (1235).

lit funèbre au séraphique père. Le fragment qui nous intéresse représente la scène suivante :

Près d'un autel qu'entourent les religieux de l'ordre, une femme demi nue, les cheveux retombant sur les épaules, est délivrée du démon, que l'on voit s'échapper au-dessus d'elle. Elle se tient debout, les jambes écartées, la tête renversée et tournée de côté avec exagération. Un homme la maintient par un bras pendant que l'autre bras fléchi s'élève. L'attitude a dans son ensemble quelque chose de forcé et de contorsionné qui marque une tendance manifeste vers la représentation de la nature.

Les assistants font des gestes de commisération ou d'étonnement en contemplant la malheureuse femme, pendant qu'un religieux, qui seul paraît avoir la vision du miracle, lève la main et regarde dans la direction du petit diable invisible pour les autres personnages.

1. Nous avons trouvé l'indication de ces deux tableaux dans la *Vie de saint François d'Assise*. Plon éditeur, 1886.

Dans le tableau peint quelques années plus tard (1235) par Bonaventure Berlingheri, on trouve parmi les vignettes qui entourent le portrait du saint une scène analogue. Mais ici les personnages possédés sont au nombre de trois, un homme et deux femmes. La scène se passe toujours auprès du tombeau de saint François. L'homme possédé paraît en proie à une assez vive agitation. Il écarte les jambes et lève les bras. De sa bouche ouverte s'échappe un nuage de vapeur. Les deux femmes sont beaucoup plus calmes. Nues jusqu'à la ceinture, les mamelles pendantes et les cheveux dénoués, elles se tiennent debout. Leurs poignets croisés sont liés par une corde. Elles renversent la tête, et leur bouche ouverte laisse échapper un diablotin. Un seul aide pose la main sur un des avant-bras d'une possédée.

## SAINT MARTIN GUÉRIT UN POSSÉDÉ

BAS-RELIEF. CATHÉDRALE DE LUCQUES (PREMIÈRE MOITIÉ DU XIII° SIÈCLE)

Nous trouvons dans un article de M. Corrado Ricci (*Fanfulla della Domenica*, Rome, 25 oct. 1885) l'indication de ce spécimen, accompagnée de la description suivante :

Bas-relief de la cathédrale de Lucques, au-dessous duquel est gravé : « Dœmone vexatum salvas, Martine Beate. » A gauche se trouve le saint avec la croix pastorale dans une main. L'autre main, aujourd'hui brisée, s'élevait certainement dans un geste de bénédiction. Derrière lui sont deux clercs et en avant d'eux le démoniaque. Celui-ci tient la jambe gauche pliée, tandis que les autres figures se tiennent parfaitement droites, mais c'est la seule différence qui le distingue, et vraiment on hésiterait à le croire possédé du démon, si, en outre de l'inscription, un petit démon ailé et armé de griffes qui lui piquent la tête ne montrait l'intention de l'artiste.

La cathédrale de Modène possède également un vieux bas-relief représentant une scène analogue. Nous en trouvons l'indication dans le livre de Ch. Cahier (*Caractéristiques des Saints*, art. Possédés) : « Saint Géminien, évêque de Modène, dit cet auteur, fut appelé à Constantinople pour délivrer la fille de l'empereur Jovien tourmentée par le malin esprit. Un vieux bas-relief encastré dans la muraille de la cathédrale de Modène retrace ce fait avec l'inscription que voici :

« Principis hic natam dat, pulso Dœmone, sanam ».

## UNE RELIGIEUSE DÉLIVRÉE DU DÉMON

FRESQUE DE GIOTTO (1276-1334). ÉGLISE DE SAINT-FRANÇOIS, A ASSISE

Bien que le moment choisi par l'artiste enlève à cette œuvre tout intérêt spécial, nous ne saurions la passer en silence. C'est la plus ancienne fresque qui représente une semblable scène, et nous verrons plus loin ce genre de peinture nous fournir les documents les plus décisifs. Mais ici le peintre a, en quelque sorte, tourné la difficulté : le miracle est opéré. Le diable mis en fuite occupe les parties supérieures de la composition et la religieuse assise sur son lit a déjà eu le temps de retrouver le calme. Elle lève les yeux au ciel en signe d'action de grâce. Un religieux se penche sur elle et semble lui murmurer quelque chose à l'oreille. L'ange gardien de la malade voltige au-dessus de son lit. A droite un groupe de fidèles témoignent de leur surprise et de leur admiration. A gauche on voit la suite des religieux de l'ordre de saint François.

La scène se passe dans un intérieur de couvent. Au-dessus, au milieu des nuages, saint François intercède près du Sauveur.

## SAINT JEAN GUALBERT DÉLIVRE DU DIABLE UN MOINE MALADE

PEINTURE SUR BOIS[2], ATTRIBUÉE A SIMONE MEMMI, NÉ EN 1284, MORT EN 1344.
ÉGLISE DU COUVENT DE PASSIGNANO

Dans l'église du couvent très ancien de Passignano, dans le Val di Pesa, près Florence, se

1. Nous verrons plus loin comment un des plus grands maîtres de la Renaissance, Raphaël, réunit dans un même tableau une scène de possession et la transfiguration du Christ. Un semblable rapprochement avait été déjà tenté par un des élèves de Giotto, Stefano, qui peignit dans le couvent San-Spirito, à Florence, une fresque dans laquelle la scène de la guérison du possédé se trouve placée à côté de la Transfiguration. Nous avons cherché à nous procurer une reproduction de cette œuvre assurément fort intéressante. Le D<sup>r</sup> Tommaso-Tommasi, à l'obligeance duquel nous avions eu recours à ce sujet, nous apprend que la fresque en question est actuellement complètement couverte de planches dans un but de préservation, le couvent ayant été transformé en caserne, et il n'a pu obtenir la permission de la découvrir.

2. Le D<sup>r</sup> Tommaso-Tommasi à qui nous devons la connaissance de ce document a eu l'obligeance de nous en envoyer, un dessin dont nous donnons ici la reproduction.

trouve le tombeau de saint Jean Gualbert, fondateur de l'ordre des moines de Vallombrosa et mort à Passignano le 12 juillet 1073.

On voit dans la sacristie de cette église une armoire sur les portes de laquelle sont des peintures attribuées à Simone Memmi, et représentant divers sujets relatifs à la vie du saint. Le panneau le plus important représente saint Jean Gualbert qui fait fuir le démon en le frappant de la croix et délivre ainsi un moine malade. Le démon à tête de pourceau s'échappe par la fenêtre. Cet exorcisme offre ceci de particulier que le saint s'adresse directement au diable déjà sorti du corps de sa victime. Il le chasse à coups de croix. Le malade assis dans son lit marque du geste sa délivrance, pendant que des moines préparent des médicaments, chauffent des linges

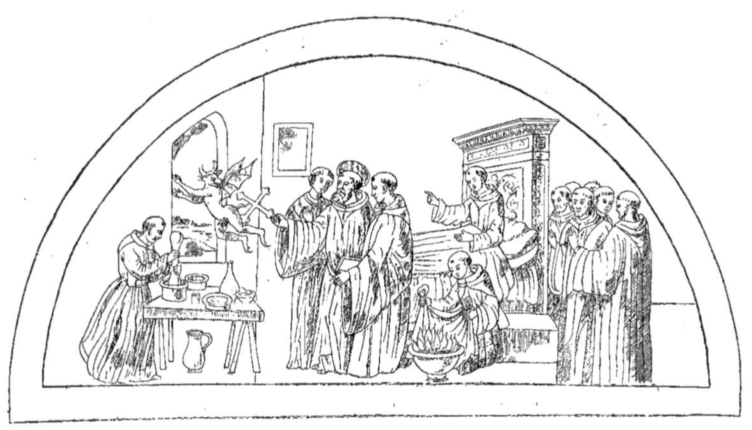

SAINT JEAN GUALBERT DÉLIVRE DU DIABLE UN MOINE MALADE

D'après une peinture sur bois attribuée à Simone Memmi.

ou bien rendent grâce pour le miracle qui vient de s'accomplir. Le possédé se nommait Florenzio, personnage riche et hostile à l'ordre de saint Jean Gualbert. Après une longue maladie il vint demander pardon au saint, et il se fit moine de Vallombrosa après avoir été délivré du diable par saint Jean lui-même. Ce même épisode de la vie de saint Jean Gualbert est représenté sur une lunette en toile peinte du couvent de Vallombrosa, et dont le docteur Tommaso-Tommasi nous a également envoyé la photographie. On voit au milieu du tableau saint Jean Gualbert qui de la main droite armée de la croix s'apprête à frapper le démon en fuite. Quant au possédé délivré, il est dans son lit, au pied duquel prient des moines à genoux.

On trouve encore sur un bas-relief en marbre de la Galerie des Offices à Florence, ce même trait de la vie de saint Jean Gualbert, retracé d'une façon analogue.

Plus tard, au xvii⁰ siècle, cette même croix, dont s'était servi saint Jean Gualbert dans la circonstance que nous venons de rappeler, fut de nouveau utilisée par un de ses successeurs, le moine Hylarion Garbi, pour chasser le démon du corps d'une possédée. Ce nouveau miracle fut représenté sur un grand tableau conservé dans l'église de Vallombrosa, et dont nous dirons quelques mots plus loin.

## SAINT BENOIT FUSTIGE UN MOINE POUR LE DÉLIVRER DU DÉMON

### FRESQUE DE SPINEL ARETIN (1385). SACRISTIE DE SAINT-MINIATO. FLORENCE

Nous voyons ici le religieux à genoux dans l'attitude de la componction, le dos découvert en partie sous la verge de saint Benoît. Un diable tout poilu et ailé s'échappe.

Nous signalons simplement cette œuvre pour mémoire. Elle n'a pour nous aucun intérêt spécial. D'ailleurs, ainsi que nous avons pu nous en rendre compte en lisant la vie du saint, il s'agissait là d'un cas d'obsession plutôt que de véritable possession.

## SAINT MARTIAL GUÉRIT UN POSSÉDÉ

### FRESQUE. CHAPELLE SAINT MARTIAL. PALAIS DES PAPES. AVIGNON (XV⁰ SIÈCLE¹)

Cette peinture, en raison de la date de son exécution est plus intéressante au point de vue de l'histoire de l'art, qu'au point de vue technique où nous nous plaçons ici. Nous ne saurions cependant la passer sous silence ; les documents de cette époque sont rares. Le possédé est vêtu d'une longue tunique, il a de longs cheveux rouges bouclés. Cette teinte des cheveux paraît être

---

1. Il existe de cette fresque une jolie copie du peintre A. Denuelle, conservée aux Beaux-Arts (Monuments historiques). C'est à M. Eugène Muntz, conservateur de la bibliothèque des Beaux-Arts, que nous devons la connaissance de ce document.

dans les peintures de ce temps-là un signe d'infériorité et de réprobation. Il est renversé sur les degrés qui conduisent à un couvent. C'est un jeune homme ; sa figure d'ailleurs impassible exprime légèrement le dégoût, la bouche est fermée, les mains, ainsi que le reste du corps ne présentent aucun signe de convulsion. Le saint lui saisit à pleine main le bras gauche, tandis que de la droite il fait le geste consacré de la bénédiction. Le diable s'enfuit à terre sous la forme d'un chat muni de deux ailes de chauve-souris.

## SAINT CHARLES BORROMÉE GUÉRIT UN POSSÉDÉ

### DESSIN ATTRIBUÉ A PAOLO UCCELLO, NÉ EN 1397, MORT EN 1475

Un ancien dessin qu'on attribue à Paolo Uccello[1], et dont nous devons la photographie au docteur Tommaso-Tommasi, représente saint Charles Borromée guérissant un possédé. Le saint s'avance faisant de la main droite le geste de la bénédiction. La figure du possédé témoigne de certaines intentions naturalistes. C'est un homme a demi nu qui, un genou en terre, se renverse dans les bras d'un autre, l'autre jambe fléchie et maintenue en l'air, les deux bras étendus en croix, la tête rejetée en arrière, la bouche ouverte, et la pupille convulsée à l'angle externe de l'œil grand ouvert.

## SAINT MATHURIN DÉLIVRANT UNE FEMME POSSÉDÉE

### PLOMBS HISTORIÉS (XVᵉ SIÈCLE)

Parmi les *plombs historiés*, collectionnés par M. A. Forgeais nous en avons trouvé plusieurs remontant au XVᵉ siècle et qui, relatifs à saint Mathurin reproduisent le fait cité plus haut. Une des figures que nous donnons ici représente un plomb appartenant à la corporation des

1. Ce dessin faisait partie de la collection d'un peintre de Florence, M. Salucci, aujourd'hui dispersée.

potiers d'étain qui avaient deux patrons : saint Fiacre et saint Mathurin. Sur une des faces est représenté saint Fiacre, et sur l'autre saint Mathurin, la tête nimbée, exorcisant la princesse Théodora, agenouillée à ses pieds. De la tête de la princesse un démon s'envole.

La figure suivante est une enseigne[1] de pèlerinage, destinée à saint Mathurin de Larchant.

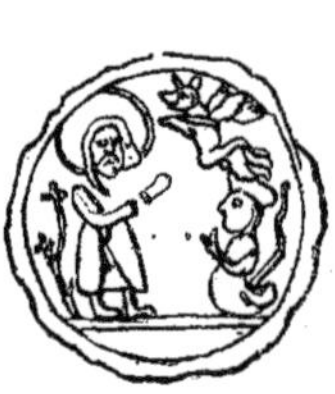

MÉREAU

Corporation des potiers d'étain (xvᵉ siècle).

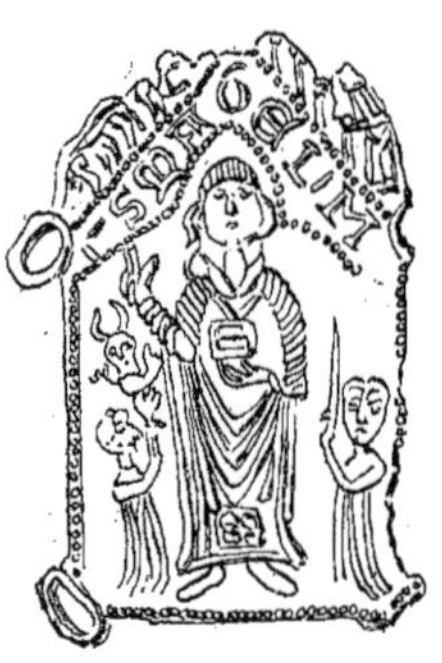

ENSEIGNE DE PÈLERINAGE (XVᵉ siècle).

On voit saint Mathurin debout, tenant un livre de la main gauche et exorcisant de la main droite la princesse Théodora, au-dessus de laquelle un diable s'envole; à gauche du saint, un autre personnage agenouillé tient un cierge.


# LE CHRIST GUÉRISSANT LES POSSÉDÉS

### MINIATURE. LIVRE DE CHŒUR DE LA CATHÉDRALE DE SIENNE (2ᵒ MOITIÉ DU XVᵉ SIÈCLE)[2]


Une miniature, qui remplit tout l'intérieur d'un O majuscule, représente, dans une scène pleine de mouvement, le pouvoir du Christ sur les démons. Un possédé subit sa délivrance un genou en terre, se tenant la tête à deux mains et la face horriblement grimaçante tournée vers

---

1. On appelle *enseignes* tous objets de métal, — médaille, bijou, figurine — qui s'attachaient à la *bérette*, aux XIIIᵉ, XIVᵉ, XVᵉ et XVIᵉ siècles. La célèbre petite vierge de plomb cousue sur le bonnet de Louis XI était une enseigne (Forgeais, *Les plombs historiés*).

2. Nous devons à l'obligeance du Dʳ Pierre Marie la connaissance de ce spécimen.

le Sauveur. De la bouche démesurément ouverte s'échappe le démon. Derrière lui, on voit une femme également possédée qui mérite d'attirer tout particulièrement notre attention. En attendant que la délivrance arrive, elle paraît être sous le coup d'une vive agitation. Le mouvement du bras et la torsion un peu forcéede  la tête indiquent les gesticulations les plus désordonnées. La face est surtout intéressante à étudier. La convulsion des globes oculaires, dont

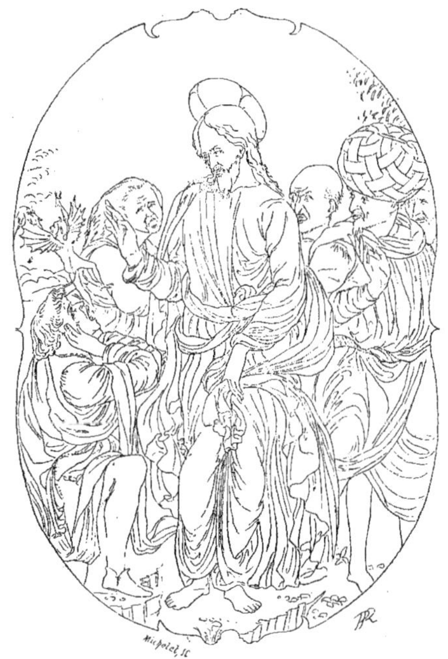

POSSÉDÉS GUÉRIS PAR LE CHRIST
D'après un livre de chœur, à Sienne.

les pupilles tendent à se cacher sous la paupière supérieure, est un trait bien caractéristique qui fait partie au premier chef de la crise convulsive hystérique, et que nous verrons prêté aux possédés par les meilleurs artistes. Les sourcils contractés et les rides frontales expriment la souffrance ; les ailes du nez se relèvent et la bouche, grande ouverte, laisse voir les dents.

C'est cette femme qui attire plus spécialement l'attention des personnages situés à droite : leurs physionomies expriment l'étonnement, l'horreur et le dégoût.

## POSSESSION D'EUDOPIA, FILLE DE L'EMPEREUR THÉODOSE

### TAPISSERIES D'ARRAS (FIN DU XVe SIÈCLE)

Le Musée de Cluny possède une suite de tapisseries d'Arras, relatives à l'histoire de saint Étienne, premier martyr, et à la légende de l'invention de ses reliques. (Catalogue par E. du Sommerard, 1883. p. 494).

Parmi ces tapisseries, il en est deux qui représentent la fille de l'empereur Théodose, possédée du démon, en proie à un accès de son mal.

Voici, d'après le catalogue, la légende et la description de ces deux morceaux.

I. — *Eudopia, fille de l'Empereur Théodose, possédée du démon, déclare qu'elle sera guérie, si le corps de saint Étienne est apporté à Rome. L'empereur l'envoie chercher promettant en échange le corps de saint Laurent.*

Un cardinal est debout devant les marches du palais, vêtu d'une longue robe et tenant son chapeau sur sa poitrine ; auprès de lui sont l'empereur et le souverain pontife, accompagnés d'évêques et de personnages de la cour. Un singe est accroupi près d'un pilastre ; à gauche un écuyer de l'empereur invite le cardinal à monter sur le cheval que tient prêt un homme de service. Dans le fond on voit la princesse Eudopia en proie à un accès de son mal.

Légende :

COME EUDOPIA FILLE DE THÉODOZE EPERE<sup>r</sup> DE ROME ESTAT POSSESSEE DU DIABLE QUI A PRÈS PLUSIEURS COJURATIONS DIRE NE PARTIRAIT POINT QUI NE APPORTEROIT LE CORPS SAINT ESTIENNE A ROME. LE PAP ALA REQUESTE DE LEPERE ENVOYE A CONSTATINOPLE QUÉRIR LE CORPS SAINCT ETIENNE LEQUEL FUT BAILLIE ET PROMECTANT BAILLE LE CORPS SAINT LAURENS.

Ici la scène de possession est reléguée au second plan. La princesse est au milieu de la plus vive agitation. Elle se renverse soutenue par deux aides, étendant les bras et le visage dirigé en haut.

II. — *Eudopia possédée du démon, déclare dans l'un de ses accès, que saint Étienne veut reposer près de saint Laurent.*

La princesse est agenouillée sur le premier plan, en proie à un accès de délire ; elle se renverse sur le côté droit les deux bras levés, les mains à hauteur de la tête, la paume tournée en avant, dans un geste qui rappelle celui de l'étonnement ; près d'elle est un personnage qui semble être un médecin ; dans le fond est le souverain pontife entouré de hauts personnages de l'Église.

Légende :

Come le corps s. Estiene est apporté en l'église de s. Pierre mais le diable par la bouche de la fille dit que le corps de s. Estien voullait estre près de celuy de s. Laurent.

# SAINT RÉMY DÉLIVRE UNE PUCELLE QUI AVAIT LE DIABLE AU CORPS

### TAPISSERIE DE REIMS (XVIᵉ SIÈCLE[1])

Une des tapisseries conservées actuellement dans la sacristie de saint-Remy, à Reims, représente la guérison d'une possédée. La scène a ici un caractère tout intime. Elle se passe dans une chambre étroite percée d'une large baie qui nous permet d'y assister. La malade est sur son lit toute habillée, les mains jointes et encore frappée de stupeur. On voit au-dessus de sa tête un diable en fuite. Saint Remy fait de la main droite le geste plein de bonhomie de la bénédiction. De l'autre côté du lit une femme lève les deux mains en signe d'étonnement.

Cette scène est accompagnée de la légende suivante :

> Une pucelle avait le diable au corps
> Qui au sortir à dure mort la livre⁹
> Saint Rémy faict que par divins records
> La ressuscite et du mal la délivre.

---

1. Nous devons à M. Ph. Burty la connaissance de ce document. La reproduction que nous donnons ici a été faite d'après une photographie de M. Petit de Reims.

Peut-être pouvons-nous conclure de ce récit que les crises de la possédée avaient dû revêtir un certain nombre des caractères de la léthargie. Le petit nombre des assistants, l'attitude de la malade plaident dans le même sens.

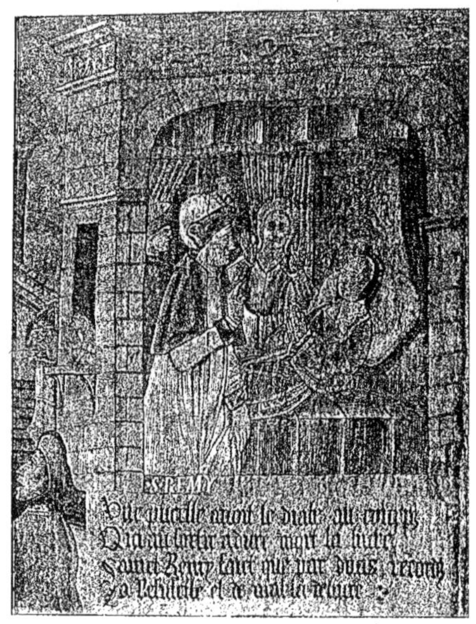



SAINT RÉMY DÉLIVRE UNE PUCELLE QUI AVAIT LE DIABLE AU CORPS

Tapisserie de Reims (xvi° siècle).

## GUÉRISON D'UNE FEMME POSSÉDÉE, AU TOMBEAU D'UN SAINT

FRESQUE DE FRANCESCO DI GIORGIO. PALAIS PUBLIC, A SIENNE (DERNIER TIERS DU XV° SIÈCLE)

L'*Histoire de la peinture italienne*, de Rosini, nous a fait connaître une fresque de Francesco di Giorgio, dans laquelle est figurée une démoniaque. Le docteur Tommaso-Tommasi, de Florence, en a fait faire à notre intention une photographie qui nous permet d'apprécier l'œuvre du peintre dans toute sa vérité.

Le corps d'un saint moine est exposé entouré de religieux. A droite, un groupe d'infirmes viennent implorer la guérison. A gauche, on amène une possédée. (Le dessin que nous donnons ici reproduit cette partie du tableau).

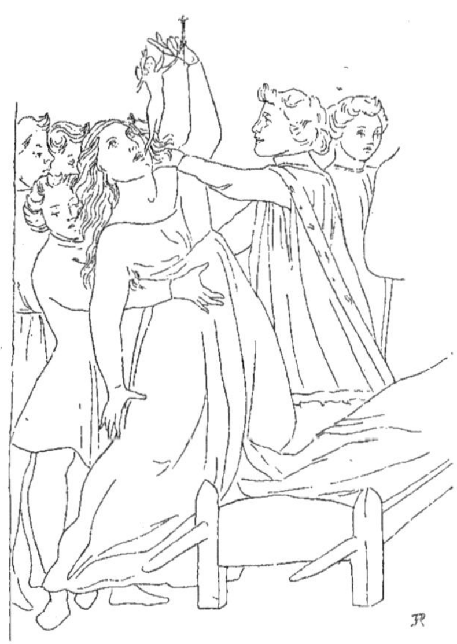

GUÉRISON D'UNE FEMME POSSÉDÉE AU TOMBEAU D'UN SAINT

Dessin au trait (d'après une photographie) d'un fragment d'une fresque de Francesco di Giorgio au Palais Public. Sienne.

La possédée s'agite maintenue par deux hommes dont l'un la saisit à bras le corps, pendant que l'autre, en avant, lui tient l'épaule. Elle se renverse en arrière, le visage tourné en haut, le bras gauche levé presque perpendiculairement, le bras droit au contraire abaissé. La bouche entr'ouverte laisse échapper un petit diable tenant une fourche. Le trait le plus saillant à relever est le geste de la main gauche. Nous y retrouvons une attitude bien voisine du geste hiératique prêté d'ordinaire aux exorcistes et aux personnages sacrés. Par quelle contradiction l'artiste a-t-il donné ce geste à la main de l'esclave du démon ? Nous pensons qu'il faut voir là une preuve de la sincérité du peintre, qui très vraisemblablement n'a eu d'autre motif de figurer cette attitude de la main (les trois premiers doigts étendus, les deux derniers fléchis), que celui de l'avoir observée sur la nature[1].

En effet, au milieu des contorsions de ces crises convulsives dont l'aspect est si effrayant que nous les avons décrites sous le nom de *crises démoniaques*, nous avons vu souvent les doigts reproduire la pose en question. Dans l'espèce, c'est là un geste dû uniquement à la contracture, et dans lequel il n'entre aucune signification spéciale en rapport avec une hallucination. Nous savons d'ailleurs que cette attitude de la main, que nous avons étudiée au sujet des contractures de l'hypnotisme sous le nom de « griffe cubitale », est due à l'action simultanée de tous les muscles tributaires d'un des gros troncs nerveux du membre supérieur, le nerf cubital.

Cette peinture est considérée comme une des meilleures de Francesco di Giorgio, plus généralement connu comme architecte. Crowe et Cavalcasselle l'apprécient en ces termes flatteurs : *Genuine, very careful and a pleasing work*[2].


## SAINT VALENTIN GUÉRIT UN JEUNE HOMME ÉPILEPTIQUE




Bien qu'il ne s'agisse pas ici d'une scène de possession, nous ne saurions passer sous silence ce tableau d'un maître apprécié qui a représenté un malade au milieu de la crise convulsive.

Le jeune malade est à terre, renversé dans un spasme opisthotonique, ne portant que sur la tête et sur l'extrémité des talons. La tête renversée en arrière continue l'inflexion du corps, la bouche est entr'ouverte. Tout le corps ainsi courbé en arc de cercle est dans une attitude bien vraie et certainement observée sur nature; cette figure doit être rapprochée du remarquable dessin de Ch. Bell dont il sera question plus loin (Voy. p. 51). Sans entrer ici dans de longs développements nous dirons que cette forme d'*arc de cercle*, ainsi que la position des bras étendus en croix se rapproche bien plus de l'hystérie que de l'épilepsie. Mais, quelle que soit la nature de la convulsion, l'apparence flaccide des mains ouvertes ne paraît avoir aucune raison d'être. Elles sont en contradiction avec le spasme répandu sur tout le corps, et ce serait

1. Voir les figures des pages 103, 104 et 105.
2. *A New History of Painting in Italy from the second to the sexteenth Century*, by J.-A. Crowe and G.-B. Cavalcasselle, vol. III, p. 67. London, 1886.
3. Nous devons la connaissance de ce document à l'obligeance du Dr P. Marie.

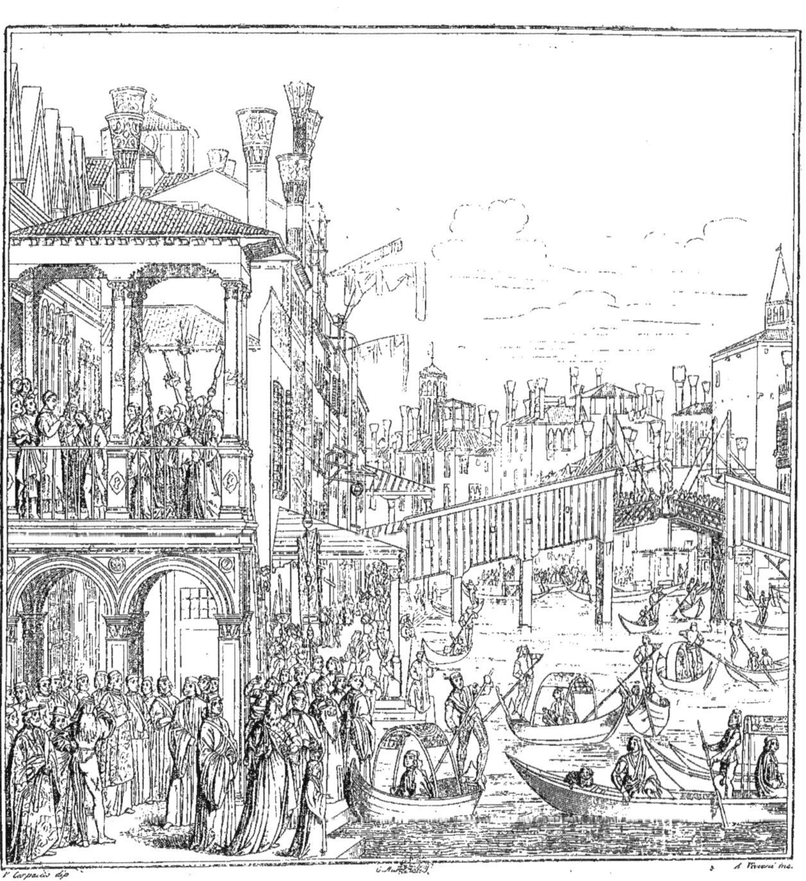

LE PATRIARCHE DE GRADE DÉLIVRE UN DÉMONIAQUE

Tableau de Vittore Carpaccio. Académie des Beaux-Arts à Venise.

le seul point répréhensible de la composition. Encore pourrait-on supposer pour disculper le peintre qu'il a choisi le moment où le miracle commençant à s'effectuer, la contracture d'abord généralisée a déjà quitté les membres supérieurs.

## LE PATRIARCHE DE GRADE DÉLIVRE UN DÉMONIAQUE

TABLEAU DE VITTORE CARPACCIO (1498 A 1515) ACADÉMIE DES BEAUX-ARTS A VENISE

La scène se passe sur les bords du grand canal à Venise, dans la loggia du premier étage d'un palais.

Il y a là une mise en scène habilement combinée pour frapper l'imagination du peuple et qui permet à un grand nombre de personnages d'assister au miracle. Aux pieds du palais la foule est déjà nombreuse; elle est incessamment accrue par les curieux qui arrivent par eau, ou qu'on voit plus loin en masse et processionnellement traverser le pont. Le grand canal est couvert de gondoles.

Dans la loggia, au milieu des clercs et des religieux porteurs de grands cierges, un jeune garçon s'agite; le bouche ouverte, la tête renversée et tournée de côté. Son apparence est plutôt celle d'un jeune choréïque, d'un malade atteint de la danse de Saint-Guy, que d'un patient en proie aux crises convulsives de l'hystéro-épilepsie. Le patriarche lui présente la croix.

## SAINT PHILIPPE DE NÉRI DÉLIVRE UNE FEMME POSSÉDÉE DU DÉMON

FRESQUE D'ANDRÉ DEL SARTE. (1510) ÉGLISE DE L'ANNUNZIATA, A FLORENCE

André del Sarte a peint à fresque une très remarquable scène d'exorcisme dans le cloître de l'Annunziata, que jeune encore il avait été chargé de décorer en compagnie de Francia Bigio et du Pontormo, ses émules ou plutôt ses imitateurs.

Les fresques de sa main représentent quelques circonstances de la vie de saint Philippe et entre autres la guérison d'une femme possédée du démon. Ces fresques sont fort admirées ; Charles Blanc dans son *Histoire des Peintres de toutes les Écoles* en fait le plus grand éloge. Et il n'est peut-être pas sans intérêt de relever dans l'appréciation du critique une curieuse erreur d'interprétation. « Elle s'évanouit, dit-il en parlant de la jeune femme possédée, avec une grâce involontaire et une vérité si exquise que les plus grands maîtres voudraient avoir inventé cette figure. » Or il ne s'agit point ici d'un simple évanouissement. La jeune femme tombe à la renverse en proie aux premières convulsions de la crise démoniaque, ainsi que nous l'allons démontrer. Néanmoins nous recueillons avec empressement la conclusion élogieuse, mais en nous basant sur des considérations d'ordre absolument différent et purement scientifiques.

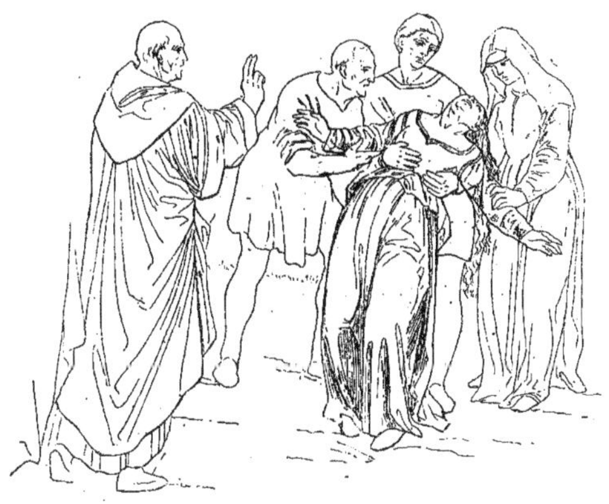



Groupe dans une fresque de André del Sarto, dans le cloître de l'*Annunziata*, à Florence.

A notre point de vue spécial, nous ne saurions rien concevoir de plus conforme à la réalité que cette figure de démoniaque créée par André del Sarte. Nous reconnaissons à des signes non douteux que le peintre a puisé dans la nature même les éléments de sa composition ; il a point une possédée telle qu'il l'a eue vraisemblablement sous les yeux dans une de ces scènes qui n'étaient point très rares à cette époque.

Nous retrouvons là, en effet, plusieurs caractères de l'attaque de grande hystérie à son début. Il semble que le moment choisi par le peintre soit celui qui inaugure l'attaque et précède les grandes convulsions. En termes scientifiques nous pourrions dire que la malade est dans la première période ou période épileptoïde de son attaque. Il nous serait possible de préciser plus encore et d'ajouter qu'elle est dans la phase de contracture tonique.

Saisie par son mal, la jeune femme tombe à la renverse et la rigidité a déjà envahi tout le corps. Cette chute n'a rien du laisser aller avec flaccidité musculaire de la syncope ou de l'évanouissement, ainsi que le pensait Ch. Blanc. On sent que ce corps ainsi courbé en arrière est raidi des pieds à la tête. Les membres inférieurs légèrement fléchis sont contracturés ainsi que le témoignent les pieds convulsés la pointe en dedans. La tête, fortement renversée, fait saillir le cou gonflé, et toute la face bouffie et turgescente trahit l'arrêt apporté à la respiration par le spasme généralisé. Les deux bras s'écartent du tronc comme pour exécuter ces *grands mouvements toniques* que nous décrivons plus loin et que les deux assistants semblent interrompre (Voy. p. 94). Il est vrai que, dans notre hypothèse, les doigts devraient être fléchis dans la paume de la main et les avant-bras en pronation au lieu d'être en supination. Mais la main droite est, sur la fresque, manifestement crispée, plus que ne le traduit notre dessin.

Tous ces caractères ne représentent pas l'accès d'épilepsie véritable, mais ils appartiennent sans conteste à cette phase de la grande attaque hystérique qui simule parfois à s'y méprendre l'accès épileptique, et que nous désignons du nom de période épileptoïde. Au-dessus de la possédée s'enfuient deux petits diables ailés.

André del Sarte n'avait que vingt-deux ans quand il peignit cette fresque. Peut-être devons-nous à ces circonstances cette fraîcheur d'impression et cette sincérité d'observation qui placent au premier rang cette œuvre du maître.


## POSSÉDÉS GUÉRIS PAR SAINTE ALDETRUDE, SAINTE RADEGONDE ET SAINT HUGO



Ces gravures font partie d'une suite de 119 planches représentant les saints et saintes issus de la famille de Maximilien Ier [1]. Les personnages possédés qu'elles représentent sont conformes à la tradition, sans présenter aucun caractère pathologique spécial. Ils se contorsionnent d'une façon plus ou moins violente pendant qu'un diable fantastique s'échappe de leur bouche. Deux de ces démoniaques sont des jeunes filles, dont l'une est nue jusqu'à la ceinture; le troisième est un homme vigoureux. Un détail particulier à noter touchant la cérémonie de

---

1. *Die Heiligen aus der « Sipp-Mag-und Schwägerschaft » des Kaisers Maximilian I*. Von Simon Laschitzer, *Jahrbuch der kunsthistorischen Sammlungen des allerhöchsten Kaiserhauses*, IV Band. Vienne, 1886. Nous devons la connaissance de ces documents à l'obligeance de M. Mathieu Planchon.

l'exorcisme, c'est que ces possédés sont tous trois solidement attachés à un des piliers de l'église par des liens qui entourent les épaules, le torse et les mains. Ce procédé dispensait du secours des aides qu'il fallait avoir souvent en grand nombre pour maintenir les énergumènes. Mais un semblable résultat était ailleurs obtenu d'une autre façon. Le Dr Tommaso-Tommasi nous apprend en effet que dans la chapelle des Bienheureux, à Vallombroso, chapelle renommée pour la guérison des démoniaques, existent près de l'autel deux grands creux assez profonds pour qu'un homme y disparaisse jusqu'au sommet de la poitrine. Il paraît que l'on introduisait le possédé dans l'un de ces trous et que dans l'autre pénétrait l'exorciste.

# LE CHRIST GUÉRISSANT LES POSSÉDÉS

GRAVURES AU BURIN D'APRÈS J. VAN ORLEY (NÉ EN 1471, MORT EN 1541)

Van Orley, le grand artiste décorateur qui a dessiné de nombreux cartons pour tapisseries ou pour vitraux[1], a laissé une suite de gravures relatives au Nouveau-Testament, parmi lesquelles se trouvent deux scènes de possession. Ces compositions offrent plus d'intérêt au point de vue de la mise en scène et de l'effet décoratif qu'au point de vue de la justesse et de la vérité des attitudes.

Les démoniaques de Van Orley ne manquent point de vigueur et de pittoresque, mais il n'y faut point chercher la précision du détail.

Le premier dessin retrace la scène dans laquelle le Christ ordonna aux esprits qui possédaient un démoniaque de sortir et d'entrer dans le corps de pourceaux qui paissaient là. « *Ite, et illi exeuntes abierunt in porcos* (Mathieu, cap. VIII) ».

Le paysage est grandiose. La vue s'étend au loin sur la mer.

Au premier plan, deux possédés renversés à terre s'agitent désespérément. Le Christ s'approche et leur impose les mains. Tout autour, de nombreux disciples manifestent les sentiments les plus divers. De la bouche des démoniaques s'échappe une vapeur épaisse, au milieu de laquelle on distingue une foule de petits diablotins qui se dirigent vers le troupeau de porcs paissant au sommet de la falaise.

La seconde gravure du même auteur nous offre la guérison de l'enfant possédé. « *Et increpavit*

---

1. Entre autres les chasses de Maximilien, dont les Salles du Louvre exhibent une série, et les vitraux de l'église de Sainte-Gudule, à Bruxelles.

*Jesus spiritum immundum et sanavit puerum* (Luc.,cap. IX) ». La scène se passe dans un paysage de convention où les colonnades, statues et motifs architecturaux tiennent la plus grande place. Le personnage du possédé n'est pas moins conventionnel que le reste. Il est maintenu par un homme à demi agenouillé, et de sa bouche s'échappe un nuage de fumée au milieu duquel on voit un petit diable.

## LE JEUNE POSSÉDÉ

FIGURE DANS LA *TRANSFIGURATION* DE RAPHAËL (1520). MUSÉE DU VATICAN

Dans son tableau de *la Transfiguration*, Raphaël nous montre un jeune démoniaque en état de crise. Cette toile, la dernière qu'il ait peinte, est regardée, par ses panégyristes, comme son chef d'œuvre le plus achevé et l'expression la plus haute de son génie. « On peut la considérer, dit M. Eugène Müntz, comme son testament artistique. »

Notre seule intention est d'étudier la figure du jeune possédé, et de rechercher de quelle manière Raphaël a représenté la possession démoniaque.

Il est intéressant de relever ici que, dans le texte sacré qui a fourni à l'artiste le sujet de sa composition, le jeune malade est désigné sous le nom de « lunatique ». Le récit du père relève quelques détails qui sont caractéristiques des crises de l'épilepsie : « Seigneur, ayez pitié de mon fils qui est lunatique, et qui souffre cruellement, car *il tombe souvent dans le feu ou dans l'eau...* » Il se pourrait donc que Raphaël, sans chercher à représenter un possédé du démon, ait voulu peindre un véritable malade atteint de crises nerveuses, un lunatique.

Quoi qu'il en soit, nous ne retrouvons dans cette figure aucun des caractères précis soit de l'épilepsie, soit de l'hystérie. Nous ajouterons même que, du moins à notre sens, elle ne répond à aucune autre maladie convulsive connue.

Déjà un physiologiste éminent, Sir Charles Bell, a porté sur ce *Possédé* quelques appréciations, fort judicieuses à notre avis. Il met en parallèle deux peintures de démoniaques : celle de Raphaël et celle du Dominiquin dont il sera question plus loin, et il n'hésite pas à décerner la palme à ce dernier.

« Cette figure, dit-il en parlant du démoniaque de Raphaël, n'est pas naturelle. Un médecin conclurait en la voyant que le jeune homme feint un mal qu'il n'éprouve pas. Jamais enfant n'eut des convulsions semblables... »

Nous ne pouvons que souscrire à ce jugement. Dans la partie supérieure du corps, qui seule

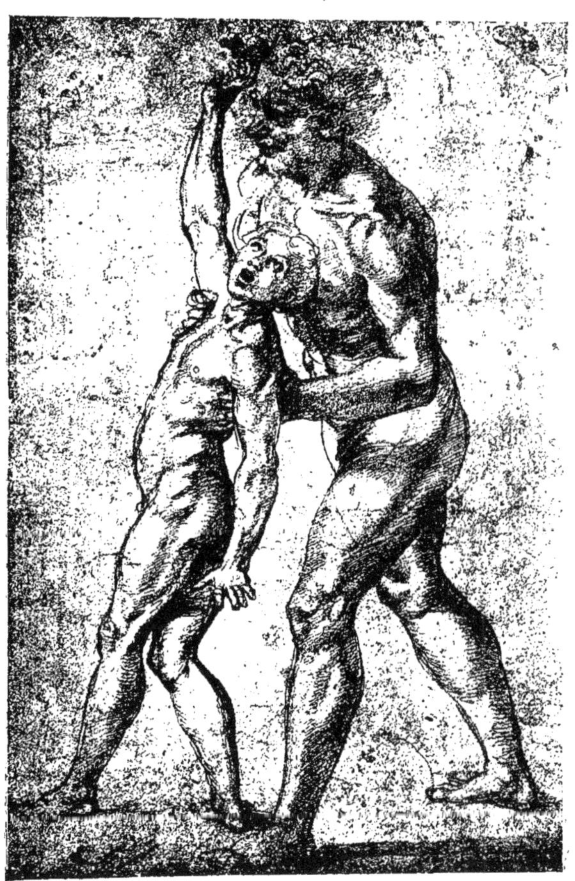

FAC-SIMILE D'UNE ÉTUDE DE RAPHAEL

Pour le jeune possédé de la *Transfiguration* (bibliothèque Ambrosienne).

paraît sous le coup de la crise, les signes de convulsions sont fantaisistes et contradictoires. Malgré la distorsion des globes oculaires, cette physionomie n'est point celle d'un sujet en état de crise. La bouche grande ouverte semble laisser échapper de grands cris lesquels seraient en opposition avec l'état de spasme généralisé, dont la raideur qui envahit les membres supérieurs tend à établir l'existence. D'ailleurs, cette convulsion elle-même n'a rien de naturel. Le bras droit est levé verticalement, la main dans une pose académique mais sans caractère. Le bras gauche est abaissé, tous les muscles se dessinent en saillies violentes, le poignet est étendu, les doigts sont écartés et en extension forcée. Parmi les attitudes imprimées à un membre par le processus convulsif des attaques, et susceptibles de varier de mille façons, ainsi qu'on peut le voir dans d'autres ouvrages[1], celle qui a été représentée par Raphaël est peut-être la seule que l'on n'ait jamais l'occasion d'observer. On sait que l'attitude de la main la plus fréquente, lorsque l'avant-bras est étendu, consiste dans la flexion forcée du poignet et des doigts avec pronation exagérée.

Enfin le jeune malade se tient d'aplomb et ferme sur les jambes. Il marche fort correctement, si bien que, vu le désordre de la partie supérieure du corps, les membres inférieurs ne paraissent pas appartenir au même individu.

Il semble donc que dans cette seule figure Raphaël se soit laissé aller à accumuler les invraisemblances et les contradictions.

Cependant, ce tableau devait avoir été l'objet de soins particuliers de la part du maître. Le cardinal Jules de Médicis, qui l'avait commandé à Raphaël, avait fait la commande du même sujet à Sébastien de Venise. Les deux tableaux étaient destinés à la cathédrale de Narbonne. Et, au dire de M. Eugène Müntz, les contemporains avaient vu, dans ce choix du cardinal, le désir de mettre aux prises les deux représentants les plus éminents que la peinture comptât à Rome.

D'ailleurs, de nombreux dessins, conservés dans les collections de l'Angleterre et du continent, témoignent du soin que Raphaël apporta à la composition de chaque groupe, de chaque figure.

Nous signalerons plus particulièrement, au point de vue qui nous occupe, son dessin à la plume de la collection Albertine, à Vienne, lequel représente la composition dans son ensemble, avec tous les personnages complètement nus. Un autre dessin au crayon, à la bibliothèque Ambrosienne, à Milan, est une étude de nu très consciencieuse du jeune lunatique et du personnage qui le soutient (c'est de ce dernier dessin que nous donnons ici la reproduction). Ce groupe n'a donc pas été de là part de Raphaël l'objet d'une moindre perfection. Nous ajouterons même que cette figure du jeune possédé a, dans le tableau, une importance capitale, puisqu'elle est le centre de l'action incidente qui occupe toute la partie inférieure, et que les atti-

---

1. *Leçons sur les Maladies du système nerveux*, par J.-M. Charcot. Tome II, p. 343. Paris, 1880. *Études cliniques sur la Grande hystérie ou hystéro-épilepsie*, par Paul Richer. Seconde édition. Paris, 1885.

tudes, les sentiments de tous les personnages concourent à diriger sur elle l'attention du spectateur. Nous n'avons pas à nous demander ici quelle relation existe entre cette scène de possession et la Transfiguration. A ce propos, Passavant et, après lui, M. Eugène Müntz, se sont chargés de disculper Raphaël d'avoir manqué à la loi de l'unité et d'avoir représenté dans le même tableau deux scènes différentes. Il nous suffit de relever le rôle capital que joue le jeune démoniaque, dans ce contraste saisissant du calme et de la splendeur des régions célestes, avec le trouble et la confusion qui règnent dans la foule réunie au pied de la montagne.

Évidemment, la figure du jeune garçon a été très étudiée, et tous les détails qui la composent sont voulus. Raphaël savait voir la nature et la copier; ses nombreuses et belles études conservées dans les collections publiques ou privées le démontrent. D'autre part, il serait difficile d'admettre qu'il n'ait jamais observé soit de vrais possédés, soit de simples malades atteints de crises convulsives. C'est donc intentionnellement qu'un tel maître a faussé la vérité et modifié la nature. A-t-il voulu en atténuer l'horreur et conserver à l'ensemble de sa composition plus de calme et de dignité en mettant plus de mesure dans la figure du jeune malade? Nous n'avons pas ici à formuler un jugement sur ce système d'atténuation de la vérité. Nous ferons remarquer néanmoins que les considérations techniques dans lesquelles nous sommes entrés au sujet de cette figure paraissent donner raison aux critiques qui reprochent à Raphaël d'avoir sacrifié, dans ses dernières œuvres surtout, l'étude scrupuleuse du modèle à la recherche trop exclusive d'un idéal tout de convention.

## JEUNE POSSÉDÉ

FIGURE DANS LA *TRANSFIGURATION* DE DÉODAT DELMONT (NÉ EN 1581, MORT EN 1644)[1]. MUSÉE D'ANVERS

Un peintre de l'école de Rubens, Déodat Delmont a peint un tableau de la « Transfiguration » conçu sur la même donnée que celui de Raphaël. Les analogies les plus grandes entre les deux œuvres résultent de la simultanéité de deux scènes, l'une céleste montrant le Christ transfiguré au sommet du Thabor, l'autre terrestre, formée aux pieds de la montagne par les disciples auxquels on amène un jeune possédé.

Dans la zone supérieure, le Christ apparaît dans sa gloire entre Moïse et Élie, et un peu plus

1. Grâce à l'extrême obligeance de M. Julien Leys nous avons pu avoir de ce tableau, qui est au musée d'Anvers, une bonne photographie, d'après laquelle nous avons fait le dessin au trait reproduit ici.

bas, se voit le groupe formé par saint Pierre, saint Jean et saint Jacques le Majeur. La zone inférieure se divise en deux groupes distincts. A gauche, un homme accompagné de deux autres et d'une femme amène un possédé. Plus vers l'avant-plan, à l'angle du même côté, est agenouillée une femme, et derrière elle se tient un jeune homme en costume du XVIIe siècle. A droite un apôtre entouré de plusieurs autres étend les bras pour chasser le démon du corps de l'adolescent.

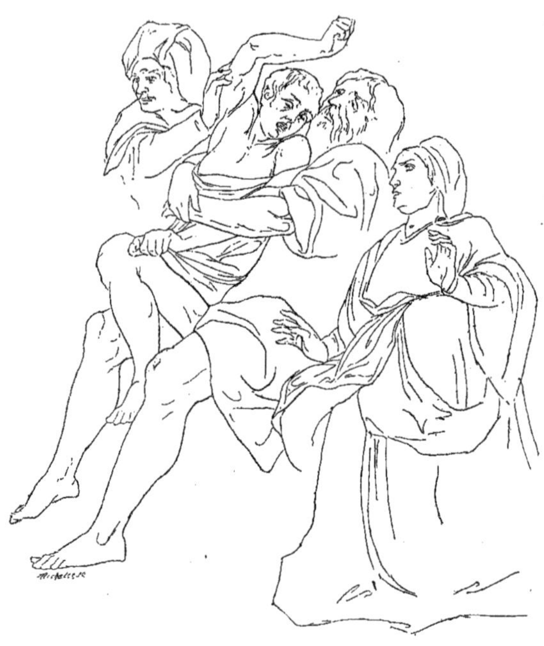

JEUNE HOMME POSSÉDÉ

Fragment de la *Transfiguration* de Déodat Delmont.

Malgré ces ressemblances dans la composition, l'œuvre du peintre flamand se distingue surtout de celle du maître romain par une interprétation toute différente du personnage du jeune démoniaque.

On peut voir du premier coup d'œil quel contraste existe entre le possédé de Delmont et celui de Raphaël. Le possédé de Delmont est dans une agitation telle qu'il ne saurait se tenir debout. Il est soulevé de terre par un homme d'apparence athlétique et qui n'a pas trop de toute sa force pour le maintenir. Son membre supérieur droit s'élève comme pour frapper, le poing fermé, pendant que l'autre membre supérieur dont la main cherche à déchirer la draperie qui enveloppe le torse, est emprisonné dans l'étreinte vigoureuse de l'aide qui l'a saisi. Ses membres inférieurs, dont l'un est fléchi, s'agitent dans le vide. La tête penchée à gauche nous montre une physionomie agitée : les globes oculaires convulsés en bas sont en même temps en strabisme interne, et la bouche est à demi-ouverte dans un mouvement convulsif bien observé.

En somme, nous retrouvons dans cette figure évidemment prise sur nature plusieurs signes qui appartiennent sans conteste aux convulsions de l'hystéro-épilepsie.

Déodat Delmont avait passé plusieurs années à Rome avec Rubens, dont il était l'ami autant que l'élève. Il avait donc pu étudier le tableau de Raphaël, que le cardinal de Médicis avait détourné de sa destination première et dont il avait fait don à l'église San-Pietro in Montorio.

N'est-il pas intéressant, sans vouloir établir de parallèle entre les deux artistes, de constater comment le peintre flamand, du moins en ce qui concerne la figure du jeune possédé, s'éloigna résolûment du tableau du chef de l'école romaine, et, à la place d'un personnage de convention, sut dessiner une figure prise sur le vif et toute palpitante de réalité[1].


# SAINT DOMINIQUE DÉLIVRE UNE FEMME POSSÉDÉE

FRESQUE DE LORENZO DELLO SCIORINA (1568), ÉGLISE SANTA MARIA NOVELLA, A FLORENCE


Lorenzo dello Sciorina, peintre florentin, élève de Bronzino florissait vers 1568. La fresque de sainte Marie Nouvelle est une œuvre importante et qui, à notre point de vue spécial, sans présenter des qualités de premier ordre, mérite cependant d'être signalée et de nous arrêter un instant. La scène se passe dans une église, saint Dominique est en chaire, lorsqu'on amène une

---

1. Il existe dans la chapelle XVII du sanctuaire du Sacro monte di Varallo (Valsésie) une représentation de la Transfiguration par le groupement de vingt statues en terre cuite peinte, de grandeur naturelle. Cette œuvre importante et, paraît-il, d'une grande beauté, est due au concours de trois artistes valsésiens du XVII$^e$ siècle. La disposition générale rappelle celle qui a été adoptée par Raphaël et suivie également par Déodat Delmont. Dans la partie supérieure, le Christ et les prophètes exécutés en haut relief sont de Petera di Varallo. Sur le sommet du Thabor les statues des trois disciples ont été faites par Jean d'Enrico. Enfin toute la scène qui se passe au bas de la montagne est l'œuvre de Gaudenzio Soldo ; il s'agit également de la guérison d'un personnage lunatique, mais qui diffère complètement de celui qui a été représenté par Raphaël : ici c'est une jeune fille soutenue par sa mère. La jeune malade est au milieu d'une crise, renversée en arrière, les bras étendus, la bouche ouverte et les traits convulsés. (Nous devons la connaissance de cette œuvre pleine d'intérêt à l'obligeance de MM. Giuseppe et Carlo Mariani de Turin.)

femme possédée. La malheureuse, soutenue par deux suivantes, s'arrête au milieu de la nef aux pieds du saint qui se penche vers elle en montrant le ciel de la main droite. L'émoi est dans l'église et les assistants nombreux expriment les sentiments les plus divers. Quant à la possédée elle s'affaisse en avant, les deux bras étendus, les jambes demi fléchies. La face ne présente aucun signe de convulsion.


# LES DANSEURS DE SAINT-GUY

### GRAVURES D'APRÈS PIERRE BREUGHEL. 1567-1625


La fameuse *Danse de Saint-Guy*, qui désola les provinces du Rhin pendant le xive et le xve siècle et dont nous avons montré ailleurs les analogies frappantes avec la grande hystérie de nos jours, ne s'éteignit que lentement. Nous en retrouvons les derniers vestiges au xvie siècle dans ces processions dansantes qui, à des époques déterminées de l'année, avaient lieu, en manière de pèlerinage, à certaines chapelles privilégiées.

Le hasard voulut qu'un maître dessinateur et peintre, Pierre Breughel, fut témoin d'un de ces singuliers pèlerinages qui se rendait à l'église de Saint-Willibrod, à Epternach, près Luxembourg. Un spectacle si plein de singularité et de mouvement était bien fait pour tenter le crayon de celui qu'on a surnommé le «*peintre des paysans*» ou encore *Wiensen Breughel*, Breughel *le drôle*. Et c'est pour nous une véritable bonne fortune que le dessin d'un maître si habile et si consciencieux. Il est facile, en effet, d'y reconnaître à première vue que l'hystérie et l'hystéro-épilepsie jouaient là, comme elles l'ont fait dans les épidémies proprement dites, un rôle prédominant.

Nous connaissons un croquis de Pierre Breughel représentant une scène d'ensemble, puis plusieurs gravures de Hondius relatives au même sujet, et exécutées d'après des dessins plus étudiés du maître flamand.

La figure ci-contre, empruntée aux *Leçons sur les maladies du système nerveux* de l'un de nous, est un fac-simile du croquis de P. Breughel qui fait partie de la galerie de l'archiduc Albert, à Vienne. On en trouve également une reproduction dans l'intéressant ouvrage de M. P. Lacroix (*Vie militaire et religieuse au Moyen âge et à l'époque de la Renaissance*, Paris, 1873. p. 433).

Une série de femmes, soutenues chacune par deux hommes et précédées par des joueurs de cornemuse, soufflant à pleins poumons dans leurs instruments, se dirigent en dansant, sur une seule file, vers une chapelle qu'on aperçoit dans le lointain et où se trouvent sans doute déposés les restes du saint. Ce sont des gens du commun, car leur mise est à peu près celle des paysans qui figurent dans les tableaux de Téniers et de Brauwer.

L'ordre de la procession se trouve de temps en temps troublé; plusieurs des pèlerins, en effet, en proie aux tourments d'attaques dont le caractère ne peut être méconnu, gesticulent, se

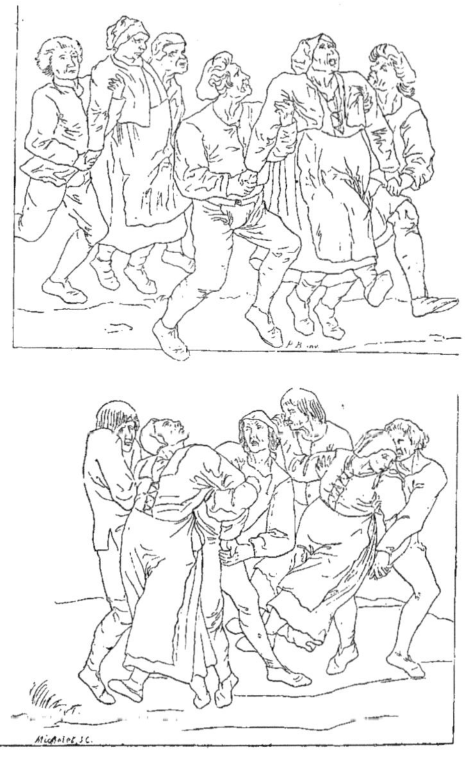

DANSE DE SAINT-GUY

Groupes tirés d'une gravure de Hondius d'après Pierre Breughel.

contorsionnent et se débattent sous l'étreinte de leurs compagnons; ceux-ci — et c'est là peut-être leur principale fonction — font tous leurs efforts pour les contenir et les empêcher de tomber à terre. La scène est, on le voit, fort animée; elle devait être aussi fort bruyante, car quelques-uns des énergumènes semblent crier à tue-tête.

Sur le second plan se voit un ruisseau où des serviteurs empressés vont puiser à l'aide

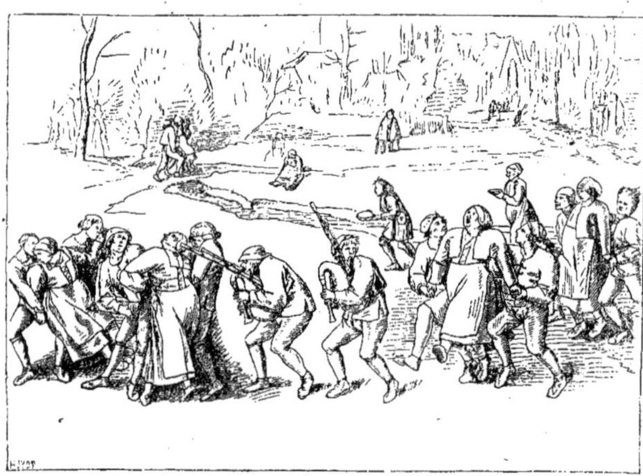

DANSEURS DE SAINT-GUY CONDUITS EN PÈLERINAGE A L'ÉGLISE DE SAINT-WILLIBROD, A EPTERNACH,
PRÈS DE LUXEMBOURG[1]

D'après un dessin de P. Breughel, à la galerie de l'archiduc Albert, à Vienne.

[1]. Cette procession dansante, dont P. Breughel nous a laissé des dessins si pleins de caractère et de vérité, existe encore de nos jours. Elle a lieu comme autrefois à Epternach, le mardi de la Pentecôte, en l'honneur de saint Willibrod. Nous devons à l'extrême obligeance de M. Majerus juge à Luxembourg, qui en a été plusieurs fois témoin, de curieux détails sur ce qui se passe actuellement. Dans cette grande manifestation religieuse annuelle la danse est devenue en quelque sorte une des formes du rite. Les pèlerins qui accourent toujours en très grand nombre (dix mille et plus) ont la plus grande confiance dans la puissance du saint patron. Le jour de la fête, ils se réunissent tous sur la rive gauche de la Sure, à l'entrée d'Epternach, et là commence la procession dansante qui se dirige vers la basilique de saint-Willibrod, au centre de la ville et ne dure pas moins de deux grandes heures. La danse s'exécute suivant un rythme prescrit et marqué par des groupes de musiciens placés de distance en distance. Elle consiste à exécuter soit trois sauts en avant et un en arrière, soit cinq en avant et deux en arrière. Au dire de tous ceux qui l'ont vue, l'aspect de cette sorte de marée humaine avec son flux et son reflux est des plus curieux et des plus saisissants. Parmi les pèlerins, les uns, épileptiques ou atteints de diverses maladies nerveuses, dansent pour leur propre compte, les autres dansent pour obtenir la guérison de leurs parents, de leurs amis, voire même de leurs bestiaux. Ceux qui sont trop âgés ou trop malades payent des gamins d'Epternach qui, moyennant un salaire de douze à vingt sous, dansent à leur place. Le même gamin saute souvent pour plusieurs pèlerins ou pèlerines.

Il n'est pas rare de voir de pauvres diables pris tout à coup au milieu de la procession d'une crise épileptique, et qu'on est obligé d'emporter.

Quelques-uns même de ces malades ne peuvent assister à la cérémonie. Venus la veille de très loin et exténués de fatigue, on les voit couchés au coin des rues, incapables de marcher, quelques-uns en proie aux crises de leur mal. Et l'on est obligé de les reconduire chez eux sans qu'ils aient pu remplir le but de leur pèlerinage.

Nous ajouterons que ce jour-là la danse se continue dans les bals publics et dans les guinguettes, au milieu d'amusements qui n'ont plus rien de religieux. (Voir à ce sujet : *Le grand duché de Luxembourg*, par le Dr Glæsener, Diekirch, 1885. *La procession dansante ou le pèlerinage au tombeau de Saint-Willibrod à Echternach*, par l'abbé J. B. Krier. Luxembourg, 1870. *L'abbaye de Saint-Willibrod et la procession des saints dansants à Echternach*, par H. Eltz. Luxembourg, 1861.)

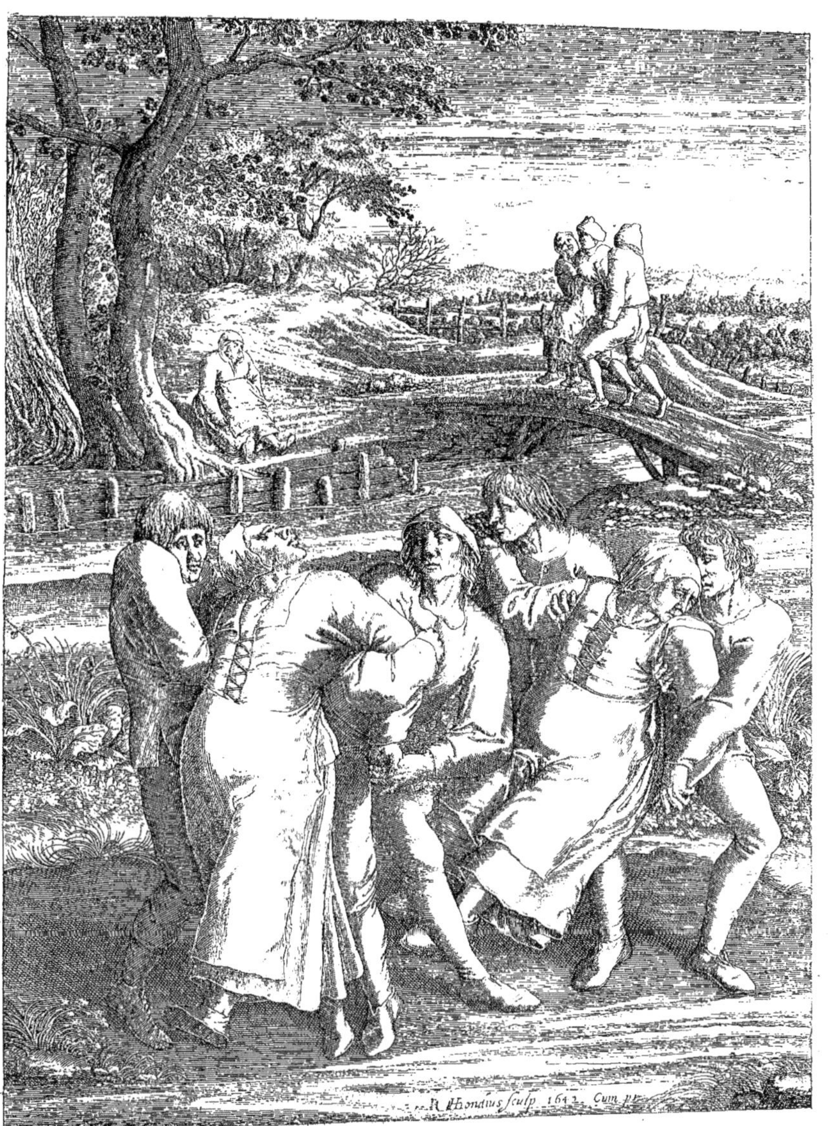



UN GROUPE DE DANSEURS DE SAINT-GUY

Fac-simile d'une gravure de Hondius.

d'écuelles. L'eau qui y coule est douée peut-être de propriétés curatives ; en tout cas, elle pouvait servir à étancher la soif dont souffraient les principaux acteurs. Certains épisodes que l'artiste, en homme discret, a relégués dans les parties les moins en vue de son tableau, font reconnaître jusqu'à l'évidence que la lubricité n'était pas toujours, tant s'en faut, bannie de ces assemblées.

Les gravures de Hondius que nous avons trouvées au Cabinet des estampes sont d'un dessin fini et soigné. Elles sont d'assez grande dimension et portent, en outre de la signature du graveur, la marque du peintre : « *P. Breughel*, inv. » La scène représentée est exactement la même que celle du croquis, qui se trouve divisé en trois parties. En effet les gravures de Hondius sont au nombre de trois ; l'une ne contient que les deux joueurs de cornemuse, les deux autres se partagent les pèlerins, qui forment deux groupes bien distincts à droite et à gauche du tableau.

Chaque personnage du croquis primitif s'y retrouve ; il n'est que bien peu changé aux attitudes générales, mais dans les détails des vêtements, et en particulier dans l'expression des physionomies, on retrouve le soin minutieux et le souci de la nature qui distinguent les œuvres du maître flamand.


## EXORCISME DE NICOLE AUBRY




Il se fit grand bruit au xvi<sup>e</sup> siècle autour de la possession d'une jeune mariée de Vervins, Nicole Aubry, âgée de seize ans. Une gravure du temps reproduit les principaux épisodes de l'exorcisme qui fut fait en grande pompe en l'église Notre-Dame de Laon par l'évêque de cette ville. Nous en donnons ici un fac-simile que nous empruntons à la *Vie militaire et religieuse au Moyen âge et à l'époque de la Renaissance* de M. P. Lacroix, en reproduisant la légende qui l'accompagne.

« Les cérémonies de l'exorcisme à Laon seulement durèrent neuf jours.

» Le premier jour, elle fut amenée à l'église par plusieurs hommes (A), qui la contenaient avec peine ; les jours suivants (V) on la porta dans son lit, derrière la châsse de Notre-Dame, la croix et le Saint-Sacrement. Après avoir fait trois fois le tour de l'église, elle était placée sur un matelas derrière le chœur. La procession finie, un cordelier faisait le sermon. Puis l'évêque disait la messe à l'autel de l'Image. Assis au milieu de son clergé il prononçait

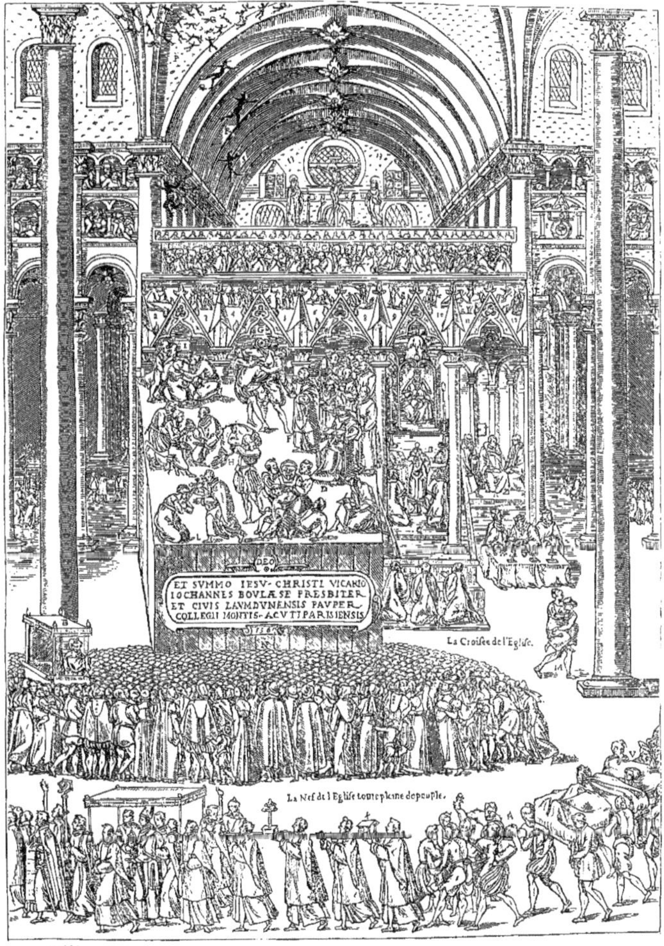


EXORCISME DE LAON

Gravure empruntée à l'ouvrage de P. Lacroix.

les formules de l'exorcisme et interrogeait la démoniaque, dont un notaire royal enregistrait les réponses. De temps à autre il élevait l'hostie en ordonnant au diable de sortir. Nicole se démenait affreusement (G), le corps enflé, la face presque noire, hurlant, tirant la langue, les yeux hagards, et elle s'élançait de son lit à plus de six pieds en l'air, malgré les efforts de huit ou quinze hommes vigoureux. Perdant tout à coup cette horrible difformité, elle retombait comme une masse (H), aveugle, sourde et muette à la fois, le corps raide et dur, arrondi comme un hérisson (I). Mais à peine avait-elle reçu l'hostie qu'elle rentrait dans son état naturel. Elle baisait ensuite la croix, et un homme seul l'emportait dans ses bras (M), tant elle était faible. Les catholiques, tête nue, criaient au miracle; les huguenots, qui restaient couverts, ne voyaient là qu'un « jeu industrieux ».

Des trente démons qui possédaient Nicole et qu'on a représentés sur la carte, vingt-six furent chassés à Notre-Dame de Liesse; le diable Légion fut expulsé à Pierrepont; Astaroth, Cerbère, enfin Belzébut le plus puissant de tous, à la cathédrale de Laon, le dernier jour de l'exorcisme.


# SAINT BENOIT DÉLIVRE UN CLERC ET UN MOINE POSSÉDÉS

GRAVURES (1578)


Nous avons trouvé dans une *Vie de Saint Benoit* [1], au Cabinet des estampes, plusieurs estampes relatives aux démoniaques. Le Dr Tommasi nous les a également signalées, mais avec une indication bibliographique un peu différente [2], et en les accompagnant de notes explicatives puisées dans la *Vita di S. Benedetto scritta da S. Gregorio Magno, nel cinque secolo della chiesa* et que nous sommes heureux de pouvoir reproduire ici.

La première gravure est commentée ainsi qu'il suit :

« Le saint allant un jour à l'oratoire de Saint-Giovanni, qui est en haut de la montagne, rencontra notre vieil ennemi.

» Il avait pris la figure d'un maréchal-ferrant et portait une cruche avec de la nourriture.

» Le saint lui dit : « Où vas-tu? — Je vais, répondit l'Ennemi, donner à boire à ton frère. »

---

1. Vita et miracula sanctissimi Patris Benedicti. Ex libro ii dialogorum beati Gregorii papæ et monachi collecta, et ad instantiam devotorum monachorum congregationis ejusdem sancti Benedicti Hispaniarum œneis typis accuratissime delineata. Romæ. Anno Domini M.D.LXX.VIII

2. Vita et miracula sancti Patris Benedicti... collecta per Thomam Thriterum. Romæ, 1597.

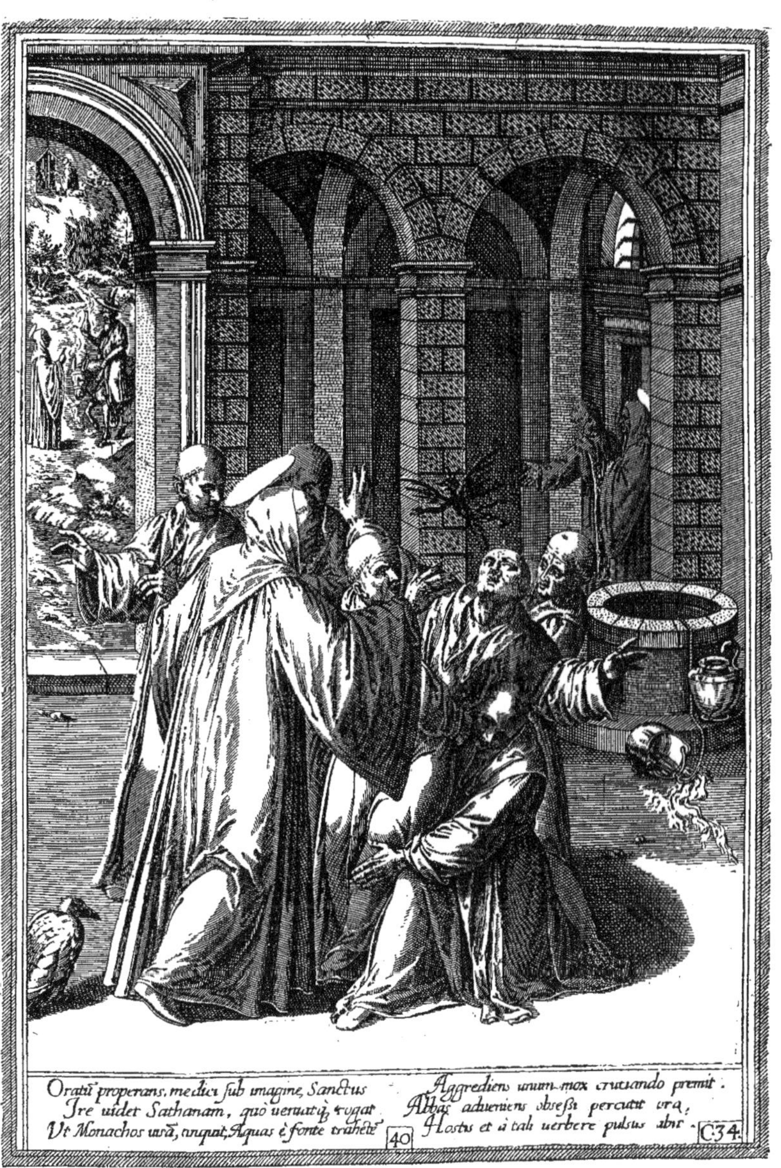


SAINT BENOÎT DÉLIVRE UN MOINE POSSÉDÉ DU DÉMON

Gravure extraite d'une Vie de saint Benoît (1578).

CHARCOT et RICHER. — Les démoniaques dans l'art.

6

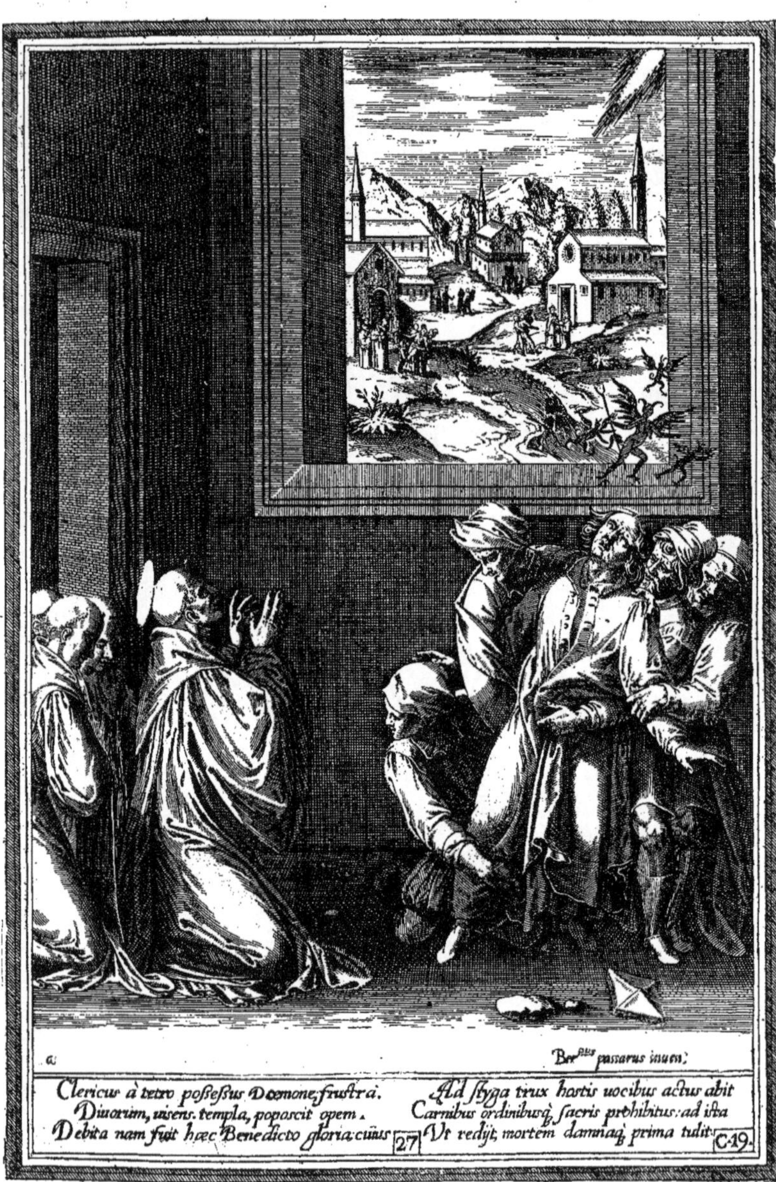


SAINT BENOÎT DÉLIVRE UN CLERC POSSÉDÉ DU DÉMON

Gravure extraite d'une Vie de saint Benoît de 1578.

Saint Benoît alla faire ses oraisons comme à l'ordinaire, mais, en réfléchissant à sa rencontre, il n'était pas sans inquiétude. Le malin Esprit, en effet, trouvant un moine d'âge avancé qui acceptait le breuvage, il lui entra subitement dans le corps, le jeta à terre, et le tourmenta avec une étrange violence. L'homme de Dieu, à son retour de l'oratoire, vit le malheureux moine dans cette cruelle agitation. Alors il se contenta de lui donner un soufflet et chassa ainsi l'esprit maudit qui s'enfuit aussitôt et n'eut pas le courage de revenir. »

La gravure nous paraît représenter le moment où saint Benoît s'avance, la main droite tendue, pour donner le soufflet. Trois religieux soutiennent le possédé qui se renverse, écartant le bras, et représente, bien mal, l'étrange et cruelle agitation dont parle le texte. Rien dans la physionomie ne trahit la convulsion démoniaque. Cette figure est toute de fantaisie; elle nous paraît être un exemple du style conventionnel et académique. Un petit diable à tête de canard s'envole au-dessus de la tête du possédé.

Le démoniaque de la seconde gravure ne vaut guère mieux. L'idée de violence et d'agitation est peut-être un peu mieux rendue, les aides qui maintiennent le patient sont au nombre de quatre, mais l'attitude garde dans son ensemble quelque chose de théâtral et d'apprêté, sans aucun signe précis et caractéristique.

L'histoire que cette gravure représente est la suivante :

« *Saint Benoît par la seule force de l'oraison délivre un ecclésiastique possédé du démon.*

En ce même temps il arriva qu'un ecclésiastique de l'église d'Aquino fut cruellement tourmenté du démon. Le vénérable Costanza Vescovo de cette église, l'avait déjà fait conduire aux divers lieux consacrés aux saints martyrs pour obtenir sa délivrance, mais c'était en vain. Or tout le monde savait l'éminente grâce que Dieu avait accordée à saint Benoît. Le possédé fut conduit à l'homme de Dieu qui aussitôt implora N. S. Jésus-Christ et chassa l'antique ennemi du corps du malheureux. »

Nous voyons en effet sur la gravure que saint Benoît est en prière, pendant que les diables sortent du corps du malheureux. On en compte quatre. Dans un lointain qui représente plusieurs épisodes du même fait, on distingue le possédé en proie aux agitations de son mal.

Saint Benoît avait recommandé à cet ecclésiastique guéri de ne plus se présenter aux ordres sacrés sous peine de retomber au pouvoir du démon. L'histoire rapporte que plusieurs années après cet homme oubliant la recommandation du saint, recevait les ordres sacrés ; mais « au même moment, le démon, qui l'avait laissé libre jusqu'alors, lui rentra dans le corps et ne cessa de le tourmenter, jusqu'à ce qu'il lui eût arraché l'âme ».

# SAINTE CATHERINE DE SIENNE DÉLIVRE UNE POSSÉDÉE

FRESQUE DE FRANCESCO VANNI (NÉ EN 1563, MORT EN 1609). ÉGLISE SAINT-DOMINIQUE, A SIENNE[1]

Une fresque importante de Francesco Vanni, dans l'église Saint-Dominique, à Sienne, représente sainte Catherine de Sienne délivrant une possédée.

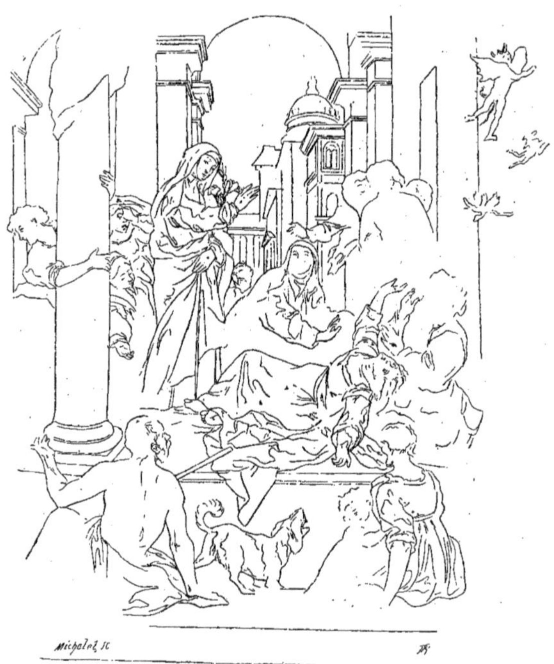

SAINTE CATHERINE DE SIENNE DÉLIVRE UNE POSSÉDÉE

Dessin au trait d'après une photographie représentant une fresque de Francesco Vanni dans l'église Saint-Dominique, Sienne.

1. Nous devons la connaissance de ce document au D^r Pierre Marie.

La figure de la démoniaque ne manque pas d'intérêt.

Renversée à terre, les jambes fléchies et croisées, les bras ouverts, elle ne paraît pas se débattre, car elle n'est maintenue par aucun aide. On pourrait la supposer à un de ces moments

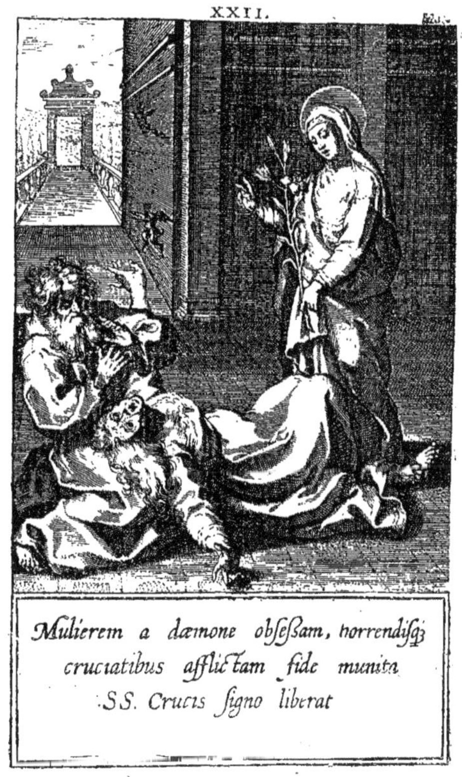



SAINTE CATHÉRINE DE SIENNE DÉLIVRE UNE POSSÉDÉE

Gravure extraite d'une suite relative à la vie de sainte Catherine et exécutée d'après les dessins de Francesco Vanni.

de la crise où la contracture généralisée immobilise tout le corps dans des poses variées. Le croisement des jambes, la main gauche crispée sont des traits à relever. La tête et la partie supérieure du tronc reposent sur les genoux d'un homme agenouillé dont le geste marque la surprise et l'effroi. Ce personnage, presque complètement effacé sur la fresque, se retrouve dans une attitude analogue sur des gravures faisant partie d'une suite relative à la vie de sainte Catherine et exécutées d'après les dessins de Vanni. La tête, complètement renversée et tendue de côté, présente la face qui nous paraît être la partie la plus faible de la composition. Les yeux, démesurément et inégalement ouverts, avec un peu de strabisme divergent, la bouche entr'ouverte et légèrement tordue, n'impriment à la physionomie aucune expression caractéristique, et nous semblent plus proches de la fantaisie que de la réalité.

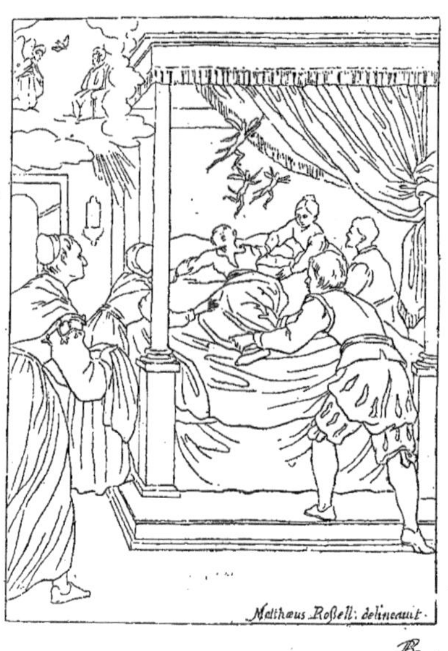


SCÈNE DE POSSESSION

D'après un tableau de Matteo Rosselli, dans l'église de l'*Annunziata*, à Florence (XVIe siècle).


## SCÈNE DE POSSESSION

TABLEAU DE MATTEO ROSSELLI (NÉ EN 1578, MORT EN 1650). ÉGLISE DE L'ANNUNZIATA, A FLORENCE[1]

Un tableau de Matteo Rosselli, dans l'église de l'Annunziata, à Florence, n'est découvert et

1. Nous devons la connaissance de ce document au Dr Tommaso-Tommasi, de Florence.

proposé à l'admiration des fidèles que le jour de la fête de l'Annonciation. Peu de gens ont donc l'occasion de le voir ; mais une gravure que nous devons à obligeance du Dʳ Tommaso-Tommasi suffit pour montrer tout l'intérêt qu'il a pour nous [1].

Il ne s'agit point ici d'exorcisme. Aucun prêtre ou diacre n'est présent, et rien ne nous fait supposer dans les gestes des assistants une manœuvre destinée à expulser le démon. Point particulier à noter, la délivrance n'en a pas moins lieu, ainsi que le témoignent les trois petits diables qui s'échappent dans les courtines du lit.

La possédée est étendue toute habillée sur son lit, et la violence de ses convulsions doit être fort grande, puisque quatre personnes, dont deux hommes, sont nécessaires pour la contenir ; une cinquième arrive prêter main-forte, apportant un linge vraisemblablement destiné à servir de lien. On peut remarquer que l'aide, qui est au pied du lit en même temps qu'il maintient les jambes de la malade, rassemble ses jupes dans un mouvement destiné à sauvegarder la pudeur que l'agitation de la patiente ne manque pas de mettre à une rude épreuve.

Quant à la possédée elle-même, étendue sur le dos, le corsage entr'ouvert, les jambes demi-fléchies, les bras écartés du tronc, maintenue par la partie antérieure de l'épaule et du bras, elle paraît se livrer à ces grandes gesticulations avec flexion du tronc en avant que nous avons décrites dans la crise hystérique, sous le nom de « mouvements de salutation » (Voy. p. 96). La petite dimension de la gravure ne nous permet pas de juger complètement de la physionomie. Cependant on peut constater que la bouche est ouverte, les yeux vraisemblablement convulsés en haut et toute la face légèrement bouffie.

Tous ces traits appartiennent à la deuxième période de la grande attaque hystérique ou période de clownisme.


## SAINT BENOIT GUÉRISSANT UN POSSÉDÉ




L'École bolonaise nous donne deux représentations de démoniaques, deux fresques, l'une de la main de Louis Carrache, l'autre du Dominiquin son élève. Nous n'avons pas ici à apprécier dans son ensemble l'œuvre des Carrache, dont la fortune a subi des alternatives si diverses, ni à

---

1. Nous n'avons pas pu faire reproduire directement la gravure originale à cause de son mauvais état. Nous en avons fait un trait aussi fidèle que possible, que nous donnons ici.

établir, à ce point de vue, de parallèle entre le maître et l'élève. Néanmoins la comparaison s'impose entre les deux peintres qui traitent un même sujet, et peut-être les considérations dans lesquelles nous allons entrer fourniront-elles à la critique de nouveaux éléments d'appréciation.

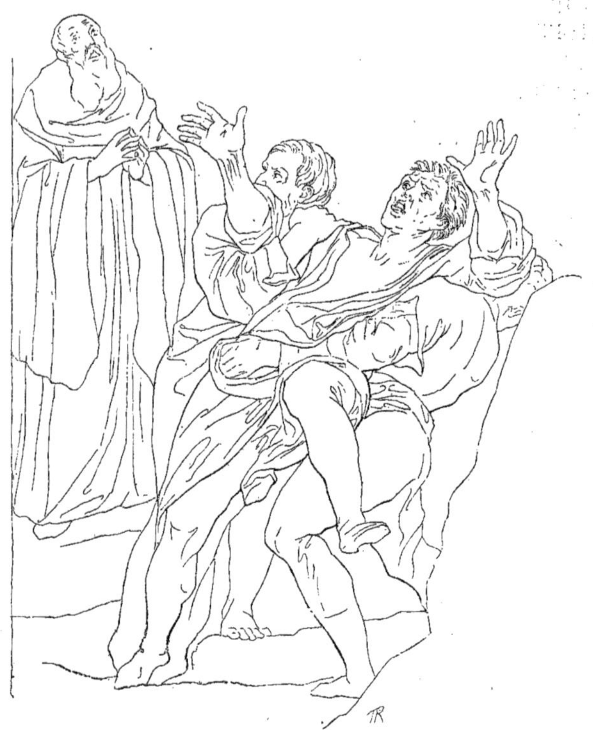

SAINT BENOÎT GUÉRISSANT UN POSSÉDÉ

Dessin au trait d'après une photographie de la gravure de Simone Cantarini d'après une fresque de Louis Carrache,
dans le cloître de Saint-Michel in Bosco, à Bologne [1].

Le fresque de Louis Carrache est dans le cloître de Saint-Michel in Bosco, à Bologne. Elle représente saint Benoît guérissant un possédé. L'énergumène se débat, maintenu et porté par deux hommes. Le désordre des vêtements qui laissent la poitrine à nu, les mouvements désor-

1. Nous devons cette photographie à l'obligeance du Dr Tommaso-Tommasi de Florence.

donnés des jambes et la saillie de la langue sont, à notre avis, les points les plus intéressants et qui méritent d'être signalés. Mais les membres supérieurs, les mains ouvertes tendues la paume en avant, ont une attitude absolument opposée à toute idée de convulsion; la figure elle-même, à part la saillie de la langue déjà signalée, n'offre aucun trait caractéristique; enfin les membres inférieurs, malgré leur agitation apparente, ne portent aucune marque tant soit peu précise des spasmes ou contractures habituels aux crises démoniaques. Qu'il y a loin entre cette figure prétentieuse et pleine d'amphase et le jeune *possédé* du Dominiquin dont l'attitude si simple et cependant si vraie nous montre —avec les yeux convulsés en haut, le renversement rigide de tout le corps en arrière, l'extension forcée des pieds — des signes absolument typiques et conformes à la réalité.

Nous n'hésitons donc pas à placer, à notre point de vue spécial, le possédé du Dominiquin bien au-dessus de celui de Louis Carrache.


# LE MIRACLE DE SAINT NIL

FRESQUE DU DOMINIQUIN (NÉ EN 1581, MORT EN 1641). COUVENT DE GROTTA FERRATA


Le jeune possédé peint par le Dominiquin ne se débat pas. Un homme seul le soutient par derrière pour l'empêcher de tomber plutôt que pour le contenir; il n'en présente pas moins tous les caractères de la « grande attaque » sous son mode qui paraît être le plus fréquent chez les jeunes garçons, c'est-à-dire représentée par la phase des « contorsions » de la deuxième période.

L'attitude figurée par le Dominiquin n'est autre que celle que nous avons désignée sous le nom « d'arc de cercle ». Tout le tronc rigide est courbé en arrière, les membres inférieurs contracturés dans l'extension ne reposent que sur les gros orteils; on remarque, en outre, un léger degré de rotation en dedans; la tête elle-même, légèrement tournée de côté, paraît ramenée de force en avant par l'aide. La convulsion a envahi aussi la face; les yeux sont convulsés en haut, et la bouche est ouverte. L'introduction de l'index de l'exorciste dans la bouche nous permet de supposer que la mâchoire inférieure est immobilisée en cette situation par la contracture. L'attitude des bras est la seule partie de cette figure qui, dans l'hypothèse où nous nous plaçons, puisse donner prise à la critique. Nous savons, en effet, que pendant la « contorsion », les poings sont d'ordinaire fermés et les avant-bras plutôt en supination qu'en pronation.

Charles Bell, l'éminent physiologiste, rapproche l'attitude du jeune possédé du spasme opisthotonique du tétanos.

« Ce serait, dit-il, la vraie position de l'espèce de contraction musculaire ou de tétanos appelée opisthotonos, parce que le corps est renversé en arrière, si les mains n'étaient pas déployées, les doigts ouverts et la mâchoire abaissée. Pour que la représentation fût tout à fait naturelle, il aurait fallu que le démoniaque grinçât les dents. »

Charles Bell donne comme point de comparaison le dessin d'un soldat atteint d'opisthotonos

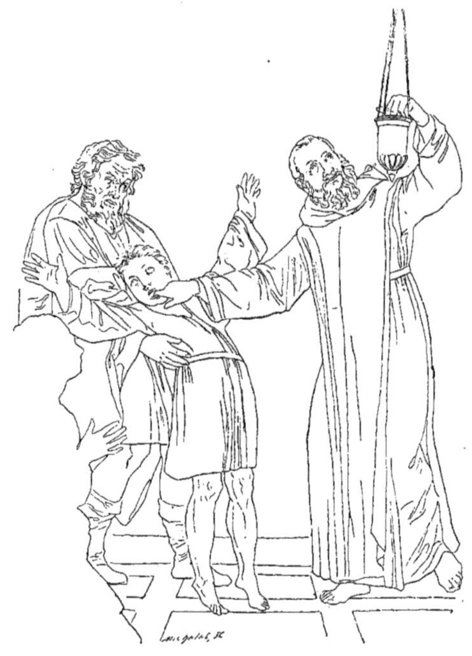

LE MIRACLE DE SAINT NIL[1]
Fresque du Dominiquin dans le couvent de Grotta Ferrata.

à la suite d'une blessure à la tête. Nous avons reproduit ce dessin. Il établit les caractères qui différencient cette attitude opisthotonique de « l'arc de cercle ».

C'est à l'hystérie, pensons-nous, qu'il convient de rattacher l'attitude donnée par le Dominiquin à son jeune démoniaque. Les critiques de Charles Bell tombent alors d'elles-mêmes ;

1. Il existe à Paris, dans l'escalier de l'École des beaux-arts, une copie de cette œuvre remarquable.

l'arc de cercle hystérique peut exister avec l'ouverture de la bouche et l'écartement des membres supérieurs. D'ailleurs, tout porte à faire croire que le Dominiquin a pris son modèle sur la nature,

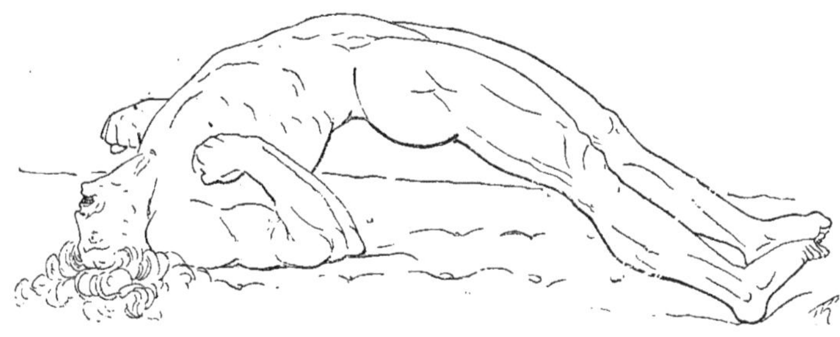

VÉRITABLE OPISTHOTONOS

D'après Ch. Bell. L'esquisse originale est au collège des chirurgiens d'Édimbourg [1].

et le spasme silencieux du véritable tétanos offre bien peu de prise à l'interprétation démoniaque.

## SAINT IGNACE GUERISSANT LES POSSÉDÉS

GRAVURES (1609, 1610, 1625)

Saint Ignace est un des plus renommés parmi les saints qui ont eu sur les démons un pouvoir tout spécial. Sans parler ici des tableaux que Rubens lui a consacrés et qui sont dans l'espèce les œuvres les plus complètes, ainsi que nous le verrons plus tard, nous avons trouvé un grand nombre de gravures qui représentent saint Ignace délivrant des possédés. Nous en signalerons ici quelques-unes.

Dans une suite de soixante-dix-neuf estampes [2] ($0^m,145$ de haut) gravées par Corneille Galle le père, et quelques-unes d'après les dessins de Rubens, deux gravures nous intéressent :

1. « J'ai pris ce dessin sur des soldats blessés à la tête de la bataille dans Coronne. Trois hommes étaient semblablement atteints, et dans un espace de temps assez court présentèrent les mêmes symptômes, de sorte que le caractère ne pouvait être méconnu » (*The anatomy and philosophy of expression as connected with the fine arts*, by Sir Charles Bell. London, 1847).

2. *Vita beati P. Ignatii Loyolæ Societatis Jesu fondatoris.* Romæ, 1609.

N° 44. *Comitiali morbo laborantem sublatis in cœlum oculis, ac precibus extemplo sanat.*

Le malade est un jeune homme soutenu par deux aides. Il est dans l'affaissement le plus complet, les yeux sont fermés, la face est bouffie ; état qu'en somme on pourrait parfaitement prendre pour l'épuisement qui suit les véritables crises d'épilepsie.

N° 45. *Multos sœpe Energumenos liberat Crucis signo.*

Saint Ignace y est représenté entouré de trois énergumènes dont une femme et deux hommes. Leur attitude et leurs gestes n'offrent rien de caractéristique.

Une vignette de la dernière planche d'une autre vie de saint Ignace[1] est consacrée au pouvoir du saint sur les démons. On y voit saint Ignace faisant le geste hiératique, délivrer

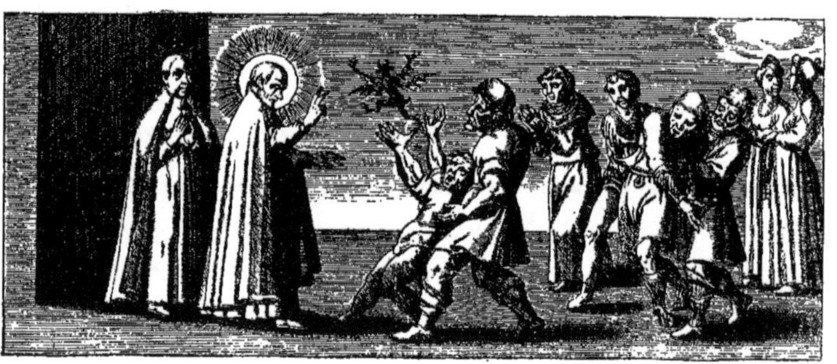

SAINT IGNACE DÉLIVRANT UN JEUNE POSSÉDÉ
Fac-simile d'une gravure de Jean Collaert.

du démon un jeune garçon qui se renverse en étendant les deux bras et tournant de côté la tête qui grimace. Il est soutenu par un homme. Le diable s'échappe à grandes enjambées. Plus loin deux hommes amènent un autre possédé. Cette gravure est signée (*Jean Collaert*, sculp.). Nous en donnons un fac-simile plus haut.

Une grande gravure de 1625 réunit en de nombreuses vignettes les circonstances mémorables de la vie du saint. Deux d'entre elles sont consacrées à la question des possédés.

Nous signalerons encore deux grandes gravures de de Poilly représentant saint Ignace guéris-sant des possédés. Dans l'une d'elles c'est une femme portée presque la tête en bas par deux aides. Dans l'autre c'est un homme qui se renverse violemment en arrière, la bouche ouverte, les yeux

1. *Vita beati patris Ignatii Loyolœ religionis Societatis Jesu fondatoris* ad vivum expressa ex ea quam P. petrus Ribadeneyra ejusdem societatis Theologus. Ad Dei gloriam et piorum hominum usum ac utilitatem olim scripsit ; deinde madriti pingi, postea in œs incidi et nunc demum typis excudi curavit. Antuerpiæ anno salutis CIƆ.IƆC.X.

hagards. Sans rencontrer ici rien de remarquable au point de vue du naturalisme de la convulsion, nous constatons que ces gravures s'éloignent de la tradition et nous n'y retrouvons plus la figuration du diable qui s'échappe [1].

## SAINT VIRGILE, ÉVÊQUE DE SALISBURY, DÉLIVRE UN HOMME POSSÉDÉ

GRAVURES DE 1615

Dans un livre consacré aux saints de la Bavière et illustré de nombreuses gravures [2], nous avons trouvé deux scènes de possession, l'une, page 73, relative à saint Virgilius, l'autre, page 153, relative à saint Bertoldus.

La première est la plus intéressante.

Saint Virgile, évêque de Salisbury, bénit un possédé maintenu par deux hommes vigoureux. Au-dessus du démoniaque, dont l'agitation ne présente rien de caractéristique, un monstre s'envole, sans bras ni jambes, muni d'une grosse tête et pourvu d'ailes de papillon.

La scène se passe sur les marches d'un autel, en présence d'une foule nombreuse.

## GUÉRISON D'UNE FEMME POSSÉDÉE PAR L'INTERCESSION DE SAINT WOLFGAND

GRAVURE DE 1625

Une image consacrée à saint Wolfgand représente l'intérieur d'une chapelle. Au premier plan à droite, un homme est renversé à terre agitant les membres, et les poignets enchaînés. A gauche une femme tombe en arrière, maintenue par deux hommes, et de sa bouche s'échappe une

1. On a signalé dans une note de la préface (p. IX) la représentation d'ailleurs assez médiocre du miracle de saint Ignace, qu'on trouve à Salamanque dans le couvent de Saint-Domingo.

2. Bavaria Sancta Maximiliani sereniss. principis imperii, comitis palatini rheni utriusq. Bav. Ducis auspiciis cœpta, descripta, eidemq. nuncupata à Matthaeo Radero de Soc. J. CIƆ.IƆC.XV. Raphael Sadeler Autuerpianus Sereniss. Maximil. Chalcographus tabulis æreis expressit et venum exposuit.

fumée épaisse au milieu de laquelle s'enfuit un petit diable ailé. Plus loin, près du maître-autel, des religieux entourent un infirme sur une chaise. En haut, entouré de nuages, le saint évêque Wolfgand domine ces différentes scènes, les bénissant de la main droite.

Au bas de l'image on lit :

*Wolfgandi precibus miracula mille patrata sunt olim plusquam mille patrantur adhuc.*

## GUÉRISON D'UN DÉMONIAQUE, AU TOMBEAU DE SAINT DIDIER

### GRAVURE DE P. DE JODE (VERS 1619)

Une excellente gravure de P. de Jode est consacrée à saint Didier. Le saint occupe le centre, et tout autour sont représentées en vignettes les circonstances remarquables de sa vie ou de sa mort. L'une d'elles représente son tombeau, auprès duquel ont lieu plusieurs miracles ; on voit

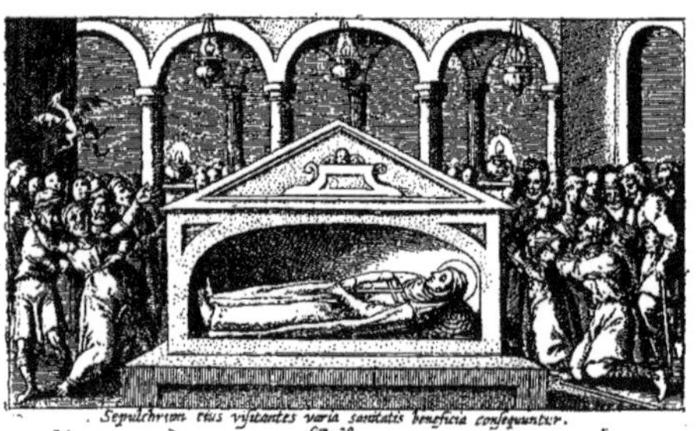


GUÉRISON D'UNE DÉMONIAQUE AU TOMBEAU DE SAINTE CLAIRE

entre autres trois morts sortir de leur tombeau. Dans un coin un homme enlève dans ses bras un possédé qui agite les deux bras en l'air, tourne les yeux, ouvre une grande bouche d'où s'échappent plusieurs diablotins.

Nous avons vu du même auteur une gravure consacrée à sainte Claire ; la guérison des pos-

----

1. *Imagines sanctorum Ord. S. Benedicti.* Tabellis æreis expressa cum eulogiis ex eorumdem vitis. Auctore R. P. F. Carolo Stengelio ejusd. Ord. Mon. SS. Udalrici, etc... M.DC.XXV.

sédés y est représentée en deux vignettes. Dans l'une, la scène se passe au tombeau de la sainte. Dans l'autre, il s'agit de cette dame de Pise qui fut délivrée par sainte Claire de cinq démons. Ce dernier sujet a été traité d'une façon assez remarquable par Adam Van Noort.

## SAINTE CLAIRE DÉLIVRE UNE DAME DE PISE DE CINQ DÉMONS

ADAM VAN NOORT (1562-1642)

Adam Van Noort fut le maître de Rubens et de Jordaens dont nous étudierons plus loin les figures de démoniaques. Dans une suite de dessins qu'il fit pour l'illustration de la vie de sainte Claire, nous trouvons une scène d'exorcisme qui mérite d'être signalée.

La possédée est dans la phase d'agitation. A demi renversée, elle est soutenue par deux hommes. Prenant appui d'un côté sur le sol avec le pied droit, et de l'autre, avec la tête, contre la poitrine d'un des aides qui la maintiennent, la malade semble s'arc-bouter pour soulever le tronc en arc de cercle, attitude qui, nous l'avons vu, est si fréquente chez les hystériques. La main droite d'un aide portant sur le côté du ventre s'oppose à ce mouvement. La tête est dans l'extension, la bouche ouverte, les yeux convulsés en haut. Enfin nous signalerons le geste de la main gauche qui ouvre la robe, découvrant complètement le sein. C'est là un trait caractéristique des attaques d'hystérie et que nous retrouverons dans la démoniaque de Rubens.

## LES POSSÉDÉS DE RUBENS

1620

Il semble, que la figuration des démoniaques ait été pour le grand maître flamand un sujet d'intérêt spécial, et qu'elle ait servi son génie. Nous connaissons de lui :

1° Un tableau dans l'église 'Saint-Ambroise, à Gênes, *saint Ignace délivrant une possédée et ressuscitant un enfant mort* ;

2° Un tableau plus important encore sur le même sujet, au musée de Vienne;

3° L'esquisse pour le tableau précédent, au même musée;

4° Une gravure de Marinus, reproduisant avec quelques légères modifications le tableau de Vienne;

5° Une étude pour la tête de la *Possédée* du tableau de Vienne;

6° Un dessin dans les collections du Louvre ayant trait au même sujet;

7° Une gravure d'après un tableau inconnu représentant *saint François de Paul montant au ciel*, et dans lequel se trouvent au premier plan un homme et une femme possédés.

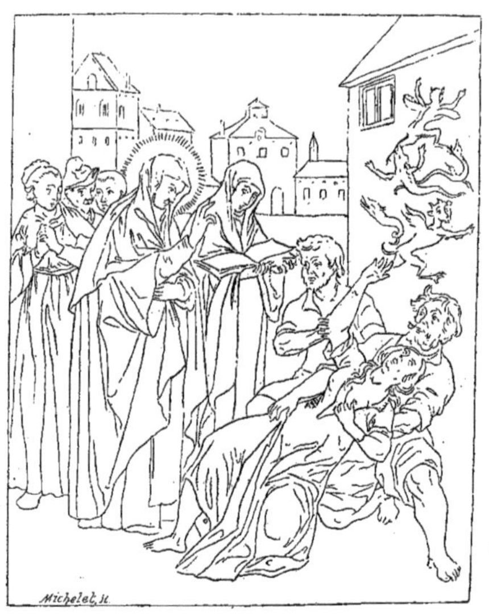



SAINTE CLAIRE DÉLIVRE UNE DAME DE PISE

D'après Adam Van Noort (XVII<sup>e</sup> siècle).

Nous n'aurons pas de peine à démontrer par l'étude de ces différentes œuvres, au point de vue qui nous retient, comme Rubens sut voir la nature et avec quel respect il sut la copier. Aucun maître n'a été plus injustement discuté sur sa conception du dessin.

Tel de ses possédés offre des caractères si vrais et si saisissants, que nous ne saurions rencontrer ou imaginer une représentation plus parfaite des crises que nous avons longuement décrites dans des ouvrages récents, et dont nos malades de la Salpêtrière nous offrent journellement des exemples typiques.

Il a fallu toute l'intuition du génie, jointe à une rare acuité d'observation, pour saisir et fixer avec tant d'effet et de sûreté les traits fondamentaux d'un tableau si changeant et si complexe. La figure de la possession créée par le pinceau de Rubens est un véritable type. Elle est en même temps une image si fidèle de la nature, que sous tous ses aspects elle demeure vraie, et que, aujourd'hui, à plus de deux siècles de distance, nous y surprenons les signes indéniables d'une affection nerveuse alors méconnue.

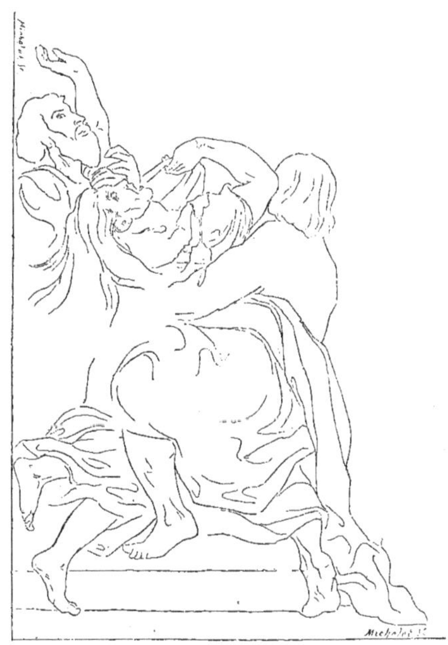

RUBENS. — GROUPE DE LA « POSSÉDÉE »

Dans le tableau de l'église Saint-Ambroise, à Gênes, d'après une photographie.

Nous allons passer en revue les différentes œuvres du maître anversois qui confirment nos remarques techniques en même temps que notre admiration.

*Tableau de l'église Saint-Ambroise, à Gênes.* — Les deux tableaux sur le même sujet de la guérison miraculeuse de la possession, celui de Gênes et celui de Vienne, auraient été exécutés la même année (1620), à quelques mois d'intervalle. Nous trouvons dans un travail de M. Paul Mantz sur Rubens quelques détails fort intéressants sur les circonstances de leur exécution.

Rubens avait été élevé par les Jésuites d'Anvers, et il prit un plaisir reconnaissant à travailler pour eux. C'est pour l'église qu'ils avaient fait construire que, en outre de fresques nombreuses, Rubens avait peint plusieurs tableaux importants, entre autres le *Saint Ignace* actuellement à Vienne, et dont nous parlerons tout à l'heure.

Au même moment, il travaillait pour Gênes.

« Au temps de sa jeunesse, dit M. Mantz, lors des fêtes données au duc de Mantoue, Rubens avait connu plusieurs gentilshommes de la noblesse génoise, entre autres le marquis Niccolo Pallavicini. Il lui avait sans doute fait une promesse. C'est en 1620 seulement que Rubens put tenir sa parole. D'après un document cité par M. Armand Baschet, c'est alors qu'arriva à Gênes le *Saint Ignace opérant des miracles*, que le marquis fit placer à l'église du Gèsu, aujourd'hui Saint-Ambroise. Ce tableau, qui n'a pas été gravé, est un des plus beaux Rubens qu'on puisse voir en Italie... Dans son voyage, publié en 1758, l'aimable Cochin a parlé avec chaleur du *Saint Ignace* de Gênes : « A gauche, dit-il, on voit un saint jésuite qui guérit une possédée et ressuscite des enfants. C'est un grand tableau de Rubens ; il est admirable, d'une belle composition distribuée par grandes masses d'ombres et de lumières ; les têtes sont belles, bien rendues et de beau caractère ; belle couleur, belles étoffes. »

Cet avis est aussi celui de M. Armand Baschet, qui résume son impression en ce mot significatif : « Tout est chef-d'œuvre dans cet ouvrage. »

Le groupe qui nous intéresse spécialement occupe le côté droit de la composition. Nous en donnons une reproduction au trait, faite d'après une photographie que nous devons aux bons soins du D$^r$ Tommaso-Tommasi, qui ne l'a obtenue qu'avec beaucoup de peine.

La possédée est fortement renversée en arrière, courbée en arc, la tête dans l'extension forcée, les muscles saillants. La face se présente complètement de profil, le globe oculaire est convulsé en bas, la pupille à demi cachée sous la paupière inférieure. La bouche est ouverte. Le membre supérieur droit, dont les muscles sont contractés, tire avec force sur une draperie.

Nous ajouterons que toutes les autres parties de cette figure ne répondent pas strictement, au point de vue de l'observation médicale, aux mouvements pleins de vérité que nous venons de signaler ; le bras gauche est levé dans une attitude sans caractère, et les deux membres inférieurs ne portent aucun signe de convulsion. La démoniaque du tableau de Vienne est de beaucoup supérieure à celle-ci. Nous n'insisterons pas ici sur des différences qui ressortiront de la description que nous entreprenons plus loin. Il y a ici, cependant, un trait qu'il convient de relever parce qu'il n'existe pas aussi accusé sur la démoniaque de Vienne : c'est le renversement très exagéré en arrière, qui rappelle très exactement la contorsion désignée chez nos malades sous le nom « d'arc de cercle ».

La possédée est maintenue par deux hommes, dont l'un lui soutient la taille, pendant que l'autre lui saisit le bras gauche. Derrière ce groupe, un personnage lève les bras en joignant les mains pour demander au ciel le miracle.

A la droite du tableau, se trouve une femme entourée d'enfants; dans l'angle du même côté, plus sur l'avant-plan, une autre femme se penche sur un enfant mort, étendu à terre. Derrière ces personnages, on distingue un homme demi-nu et une vieille femme; tous deux regardent la possédée et paraissent encore douter que le miracle soit accompli.

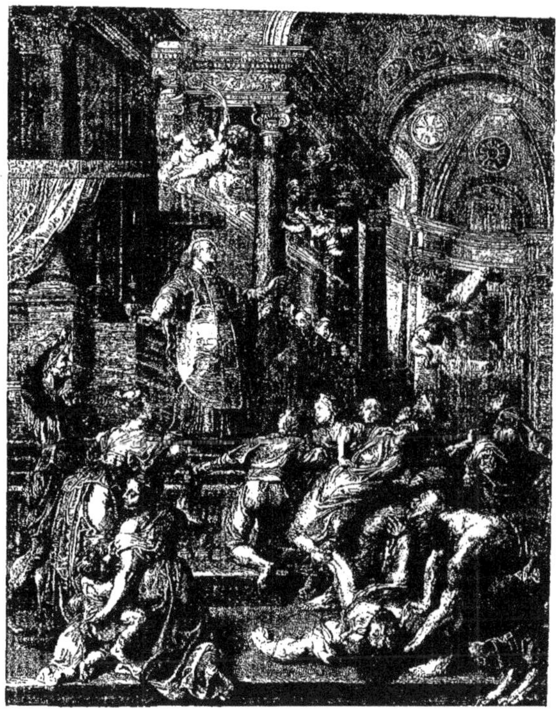

SAINT IGNACE GUÉRISSANT LES POSSÉDÉS
Fac-simile de la gravure de Marinus, d'après le tableau de Rubens (Musée de Vienne).

Dominant les deux groupes, saint Ignace, debout sur les marches de l'autel, les deux mains tendues en avant, l'œil au ciel, implore l'intercession divine. Il est escorté de deux clercs et des frères de son ordre.

Dans la partie supérieure, au-dessus de la tête de saint Ignace, deux petits anges. Dans le coin à gauche, on voit la nef de l'église éclairée, mais on n'y distingue aucun démon.

Le *Saint Ignace* du musée de Vienne. — Le tableau du musée du Belvédère, à Vienne, est exactement conçu sur les mêmes données que celui de Gênes, que nous venons d'étudier On y trouve la même composition, les mêmes groupes : saint Ignace et ses clercs, le groupe de la possédée, les mères avec leurs enfants, et une disposition architecturale analogue. Mais chacune de ses parties subit une interprétation plus large, plus grandiose; le cadre s'élargit, le nombre des personnages augmente; le tableau de Gênes est le thème, celui de Vienne une magnifique amplification. A Gênes, c'est une scène presque intime, le geste est plus sobre, le mouvement plus mesuré; à Vienne, suivant l'expression de M. Mantz, c'est un tableau « à grand spectacle », une composition agitée et tumultueuse.

Il existe du tableau de Vienne une photographie (dans la collection Miethke) qui nous permet de l'apprécier dans les moindres détails.

Tout est à louer dans la figure de la démoniaque; et nous regrettons vivement de ne pouvoir en offrir ici une plus fidèle reproduction. La figure que nous donnons est le fac-similé d'une gravure estimée de Marinus, mais il existe, entre le tableau original et la reproduction, des différences sur lesquelles nous reviendrons plus loin, et qui rendent l'œuvre du graveur bien inférieure. Néanmoins, cette gravure rend convenablement l'ensemble.

Le catalogue du musée du Belvédère fournit une description fort détaillée, à laquelle nous emprunterons quelques traits.

Debout sur les marches d'un autel, saint Ignace, vêtu d'une chasuble richement brodée, se tourne vers les assistants dans une attitude pleine de majesté, le regard dirigé en haut, la main droite levée, et la gauche appuyée sur l'autel. Les frères de l'Ordre, groupés à sa droite en une sorte de chœur, et revêtus simplement de robes noires, se tiennent plus en arrière. Les cierges allumés et le calice sur l'autel indiquent une interruption du service divin. Au pied de l'autel, le peuple se presse en deux groupes serrés, dont le plus important, à droite et faisant face au saint, est celui des possédés.

En effet, ce groupe qui, en Italie, comprend quatre personnages (dont une femme possédée), n'en contient pas moins de treize dans le tableau, en Autriche, dont deux démoniaques : un homme et une femme. De plus, à Gênes, le groupe de la possédée est à la droite du saint, qui a en face de lui le groupe plus important des femmes entourées de leurs enfants.

Dans le tableau de Vienne comme dans l'autre, Rubens a représenté un double miracle : la guérison des possédés et la résurrection des enfants morts. Mais tandis qu'à Gênes le peintre a donné plus d'importance à la résurrection des enfants, à Vienne, la possession démoniaque tient le premier rang. Tout dans la composition est disposé de façon à mettre en valeur cet épisode dramatique et mouvementé.

Contrairement à la démoniaque de Gênes qui se présente presque de dos, celle du Belvédère est presque de face, la tête un peu tournée à gauche et vue de trois quarts. Trois personnages au moins la maintiennent au prix des plus grands efforts; l'un d'eux, un genou en terre, et tourné vers le saint, implore le miracle, pendant que de la main gauche il soutient la malheureuse.

Cette figure présente les caractères les plus remarquables de la « grande attaque ».

Le cou est gonflé au point que les reliefs musculaires en sont masqués. Ce gonflement n'a rien d'exagéré : nous l'avons observé bien des fois, tel que Rubens l'a représenté. Et il a fallu de la part de ce maître un grand respect de la vérité pour n'en rien atténuer, et pour consentir à cette hideuse déformation des lignes du cou. Mais combien il est récompensé par l'impression d'horreur et de pitié que soulève chez le spectateur cette image réelle d'un état de souffrance porté à son paroxysme !

La face nous présente plusieurs autres signes également caractéristiques ; la bouche est ouverte avec protrusion de la langue, les narines sont dilatées et relevées ; les globes oculaires, convulsés en haut et cachant presque complètement la pupille sous la paupière supérieure. Ce sont autant de signes sur lesquels nous n'avons pas besoin d'insister ici.

Ce n'est pas tout.

Le mouvement des deux membres supérieurs complète le tableau et achève la ressemblance. De la main droite, notre possédée tire à pleine poignée sur une mèche de ses cheveux épars, pendant que la main gauche saisit violemment la chemise pour la déchirer. La robe entr'ouverte, qui retombe sur les hanches, témoigne de la violence des convulsions qui ont précédé et de la fureur qu'a mise l'énergumène à se déchirer elle-même. D'ici peu la chemise aura cédé comme la robe, et la possédée apparaîtra complètement nue, comme il arrive chez certaines malades qui, pendant leur crise, ne sauraient garder aucune entrave : en quelques instants elles ont bientôt mis en pièces tout vêtement ; parfois, elles se lacéreraient le corps, si on ne venait à leur secours.

Il était impossible de dire plus en aussi peu de traits, et de réunir en une même figure plus des signes effrayants qui caractérisent la grande névrose.

Au premier plan, Rubens a placé, dans un raccourci plein de hardiesse, un homme possédé, presque entièrement nu, renversé à terre, et qui, dans une épouvantable convulsion, a brisé les liens dont on l'avait attaché. Cette figure, qui n'existe pas sur le tableau de Gênes, n'est pas moins remarquable que celle que nous venons d'étudier en détail. La tête renversée montre la face affreusement convulsée. Les yeux sont distors, les pupilles convulsées en haut, la bouche est ouverte, les lèvres sont bleues et écumantes.

Ce démoniaque est une figure d'un effet en apparence un peu théâtral, mais qui, pour l'observateur, rend bien le degré inouï de violence que peuvent atteindre les convulsions hystériques chez l'homme. Elles ne sont point, au premier aspect, sans offrir comme un certain degré d'exagération. Les gestes, les mouvements, les attitudes ont une telle force indicative qu'on a peine à se persuader qu'elles soient purement inconscientes, en dehors de toute action de la volonté raisonnée. C'est là ce que le génie de Rubens a pénétré et rendu, avec une netteté dont l'œuvre d'aucun maître ne fournit d'exemple.

Un homme à moitié nu se penche pour relever le malheureux. D'autres personnages s'en approchent avec des sentiments mêlés de curiosité et de pitié. Un vieillard joint les mains et prie en contemplant le saint.

Par opposition, le groupe qui est en face est plus calme. Une femme s'approche avec son petit enfant dans les bras; une deuxième à genoux a deux enfants à ses côtés. Derrière elles, un homme, qu'on peut prendre pour un possédé guéri, enlève les cordes avec lesquelles on l'avait retenu.

Dans la nef ensoleillée de l'église, on voit fuir un groupe de démons. Au-dessus de saint Ignace, comme portés par un rayon de soleil, de petits anges, au nombre de cinq, tiennent des couronnes et des palmes.

Cette admirable toile, exécutée pour l'église des Jésuites, à Anvers, faillit, en 1718 devenir la proie des flammes qui anéantirent le monument. Plus tard Marie-Thérèse l'acheta.

Il existe également au musée de Vienne une esquisse peinte de ce tableau. Nous n'avons pas à y insister ici, parce qu'elle n'ajouterait rien à ce que nous a appris le tableau définitif sur la pénétration naïve et maîtresse qu'apportait Rubens dans son observation, et sur la décision qui s'en suivait dans son œuvre.

On doit au burin d'un graveur, Marinus, une reproduction de ce *Saint Ignace guérissant les possédés et ressuscitant les enfants;* elle nous intéresse parce que nous avons à y relever quelques inexactitudes assez singulières.

Comme il arrive pour la plupart des anciennes gravures, celle de Marinus reproduit le tableau de Rubens retourné symétriquement, c'est-à-dire comme vu dans une glace. Cela tient à ce que les anciens graveurs dessinaient sur le cuivre sans prendre le soin de retourner leur dessin, d'où il résulte, qu'après l'impression, la composition sur l'épreuve apparaît au rebours du tableau original.

La gravure a fait subir au tableau de Rubens des modifications, dont quelques-unes tiennent à une interprétation imparfaite, mais dont le plus grand nombre ne sauraient être imputées au graveur.

On sait, en effet, que souvent à cette époque, le graveur travaillait, non d'après l'œuvre définitive du maître, mais d'après des dessins composés dans ce but, ou même d'après des répétitions en grisailles exécutées dans l'atelier ou par le peintre lui-même. Le dessin du Louvre dont nous parlerons plus loin paraît avoir été fait dans ce but.

C'est ainsi que, dans la gravure de Marinus, la scène s'élargit sensiblement. Les personnages n'y sont pas plus nombreux, mais ceux qui se massent dans les angles apparaissent un peu plus. En tous les sens le tableau est agrandi. La manière de Rubens est bien rendue, mais avec un peu d'amplification; les mouvements sont plus violents, plus heurtés, les saillies musculaires exagérées; les physionomies perdent de leur finesse et de leur vérité. Pour ce qui est de la *Possédée,* le gonflement du cou est moins saisissant, l'ombre qui cherche à accuser le larynx étant plus accentuée. Enfin l'œil a subi une modification malheureuse à notre point de vue technique; la pupille, au lieu de se cacher sous la paupière supérieure, apparaît toute grande à l'angle externe de l'œil. Un autre changement mérite d'être noté, et semblerait trahir la préoccupation de l'artiste de faire plus saisissant : la main qui déchire les vêtements a saisi l'ouverture de la chemise et découvre complètement le sein, tandis que sur le tableau, bien que la chemise soit entr'ouverte, le sein est entièrement caché. Mais on peut alléguer que la gravure s'adressait au public et la peinture à une église.

*Étude pour la « Possédée » du musée de Vienne.* — Nous possédons une lithographie d'origine anglaise, exécutée d'après une esquisse de Rubens de cette composition. Nous ne con-

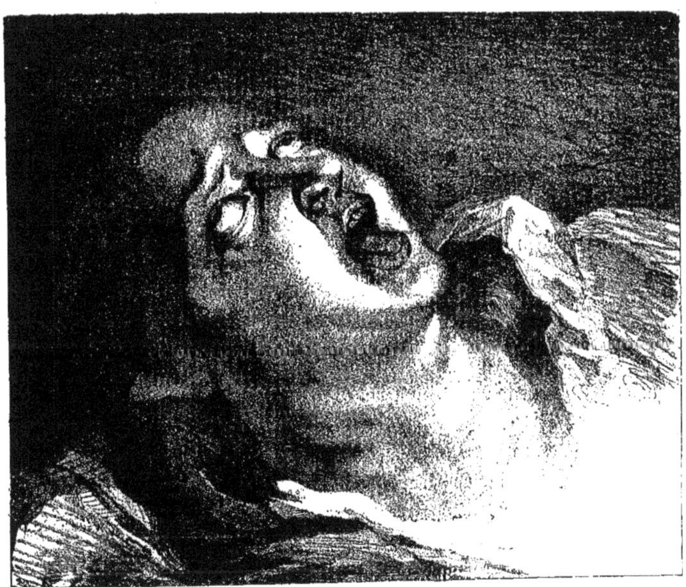

ÉTUDE POUR LA « POSSÉDÉE » DU MUSÉE DE VIENNE
Fac-similé d'une lithographie de J. Scarlett Davis, d'après Rubens.

naissons pas cette esquisse en original, mais la lithographie présente une sécheresse et des incorrections de dessin qui doivent être mises sur le compte de l'interprète. Quoi qu'il en soit, cette esquisse a été indubitablement peinte par l'artiste pour la tête de sa *Possédée* de Vienne, et l'on y retrouve tous les grands caractères d'exactitude rigoureuse et d'effet magistral, sur lesquels nous avons insisté. La lithographie nous permet de les apprécier et de les voir de plus près en quelque sorte, c'est pourquoi nous en donnons ici une reproduction. Le gonflement du cou y est bien représenté, ainsi que la convulsion des globes oculaires. La langue est plus large et mieux saillante sur le tableau; la bouche est la partie dont le dessin laisserait le plus à désirer[1].

*Dessin des collections du Louvre.* — Le musée du Louvre possède un dessin à la pierre noire, gouaché et rehaussé de blanc sur papier gris, représentant le *Saint Ignace de Loyola guérissant des possédés*, et exécuté d'après le grand tableau de l'église des Jésuites d'Anvers.

Ce dessin, extrêmement soigné et très habile, a été exécuté pour les besoins de la gravure. Dans le catalogue, il est rangé sous la rubrique « *d'après* Rubens ». Il aurait donc été fait par un des élèves du maître. Mais tout porterait à croire que Rubens lui-même y a mis la main, au moins pour le retoucher. C'est aussi l'opinion de Van Hasselt[2].

C'est d'après ce dessin que Marinus aura fait sa gravure. Il suffit de comparer les deux pour que la chose soit hors de doute. Quelques-unes des différences que nous avons signalées entre le tableau de Vienne et la gravure se retrouvent dans le dessin, entre autres le sein de la possédée qu'on voit complètement découvert. Mais là où il est prouvé que le graveur a failli, c'est dans certains traits de la figure : le modelé du cou est bien supérieur dans le dessin, et l'œil, loin de montrer la pupille, ne laisse voir que le blanc de la sclérotique.

En somme, l'examen du dessin du Louvre nous montre que les défauts que nous avons relevés plus haut doivent être mis exclusivement sur le compte du graveur.

Nous avons trouvé, à la Bibliothèque nationale, une gravure d'après un tableau de Rubens représentant *Saint François de Paule montant au ciel*[3]. De nombreux personnages de tous rangs assistent à cette ascension. Au premier plan, des miracles s'accomplissent. On délivre de son suaire un mort qui ressuscite ; plus en avant, deux démoniaques, un homme et une femme sont en proie aux convulsions. Ces deux figures offrent de nombreux points de ressemblance avec les démoniaques du musée de Vienne, mais autant que permet d'en juger la gravure, ils ne les égalent pas à notre point de vue particulier. Aussi ne nous y arrêterons-nous pas.

Ce que nous avons dit suffit à démontrer dans quelle voie naturaliste féconde, pour la science comme pour l'art, s'était engagé Pierre-Paul Rubens, et à quels titres précis, en dehors de toutes autres considérations esthétiques que nous devons écarter, son œuvre survit et s'impose.

---

1. Au bas de la lithographie on lit d'un côté : *Drawn on stone by J. Scarlett Davis, from the original sketch by Rubens;* et de l'autre côté : *Printed by C. Hullmandel.*

2. Van Hasselt, dans son catalogue, fait suivre l'indication du tableau de Vienne de la note suivante : « Le musée de Paris possède de cette composition un beau dessin au crayon noir, rehaussé de blanc et *retouché par Rubens* pour la gravure. »

3. Cette gravure ne donne point le nom du graveur. Dans le coin à droite, on trouve la mention suivante : *Pet. Paul Rubens pinxit. Guill. Collaert excudit.* D'autre part, nous avons rencontré dans le catalogue des œuvres de Rubens qui fait suite à la *Vie de Rubens*, par André Van Hasselt, Bruxelles, 1840, sous le n° 495, l'indication d'un tableau représentant *saint François montant au ciel*, avec la mention : *gravé par Lommelin.* Quoi qu'il en soit, nous n'avons trouvé aucune autre indication sur le tableau de Rubens, lequel peut être n'existe plus.

# PLUSIEURS SCÈNES D'EXORCISME PAR JACQUES CALLOT

## (VERS 1632)

Jacques Callot, dont on connaît les diableries pleines de fantaisie et d'originalité, a illustré un *Calendrier* où sont représentés tous les *Saints* de l'année[1]. Il est assez naturel qu'il n'ait pas

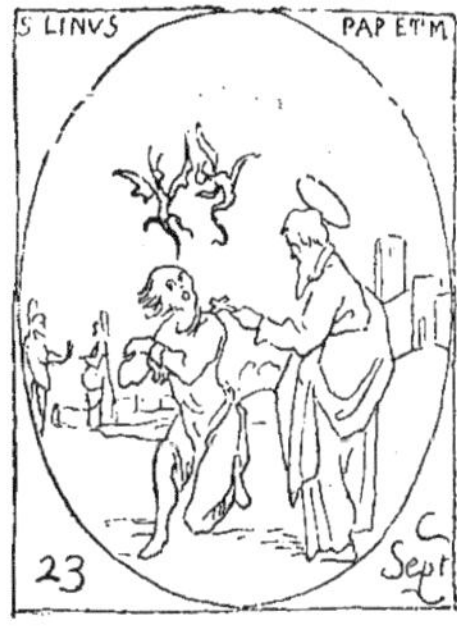


SAINT LIN

D'après une gravure extraite du recueil :
*les Images de tous les saints et saintes...* par Jacques Callot
(A Paris, chez Israël Henriet, 1636).

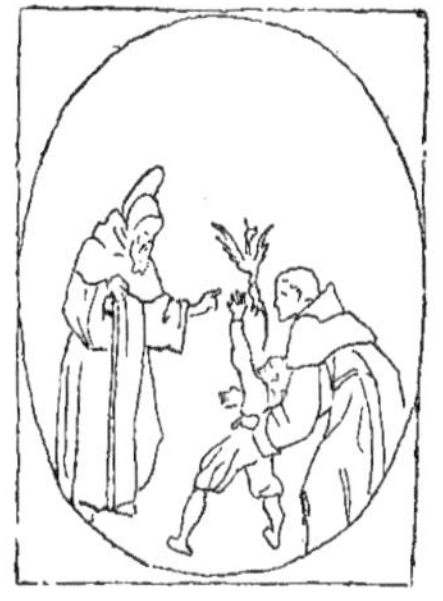

AUTRE SAINT GUÉRISSANT UN JEUNE POSSÉDÉ

D'après une gravure extraite du recueil :
*les Images de tous les saints et saintes...* par Jacques Callot
(A Paris, chez Israël Henriet, 1636).

manqué l'occasion de représenter quelques diablotins lorsqu'elle s'offrait à lui. Nous avons en effet trouvé plusieurs scènes de possession : au 21 avril, saint Anselme; au 12 mai, saint Épiphane; au 14 juin, saint Henri; au 6 septembre, saint Éleuthère; au 15 septembre, saint Aper; au 23 septembre, saint Lin; au 26 novembre, saint Conrad.

Dans les œuvres de Callot, à la Bibliothèque des beaux-arts, nous avons trouvé du maître une œuvre plus importante relative aux possédés.

---

1. *Les images de tous les saincts et saintes de l'année suivant le martyrologe romain,* faictes par Jacques Callot, et mises en lumière par Israël Henriet. Dédiées à monseigneur l'éminentissime Cardinal duc de Richelieu. A Paris, chez Israël Henriet, 1636.

C'est une grande gravure in 4° avec encadrement, datée de 1630, signée, et dédiée au très illustre seigneur D. Christofono Bronzini.

Elle représente une scène d'exorcisme. Une jeune femme possédée est amenée par deux hommes. Elle se renverse en arrière et est presque entièrement soulevée par un fort gaillard dont le bras est passé autour de sa taille. Les deux bras sont étendus, la tête est penchée de côté, la bouche ouverte et tordue, etc. ; l'œil exprime la souffrance.

La délicatesse de la jeune possédée, dont le corps disparaît presque sous les plis de la robe, ses traits gracieux à peine déparés par la torsion de la bouche, et encadrés par de longs cheveux retombant sans être épars, la pose des bras et des jambes qui n'ont rien de convulsif, composent un ensemble qui, loin d'avoir rien d'effrayant, est charmant à voir, mais qui ne saurait avoir d'autres prétentions que celles d'une agréable fantaisie.

Enfin quelques traits piquants, tels que la bonhomie du prêtre qui cherche dans son livre l'oraison qui doit calmer toute cette agitation, la frayeur du jeune enfant de chœur qui se cache derrière l'exorciste, les sentiments divers qui partagent l'assistance, parmi laquelle on distingue de fort grandes dames, au premier plan un malingreux et un hallebardier, ajoutent à l'intérêt tout pittoresque de l'œuvre du maître lorrain.

## SAINT MARTIN GUÉRISSANT UN POSSÉDÉ

TABLEAU DE JORDAENS (NÉ EN 1594, MORT EN 1678). MUSÉE D'ANVERS

Le musée d'Anvers possède un tableau important de Jordaens, un *saint Martin guérissant un possédé*.

La scène est disposée sur les degrés d'un escalier aboutissant à un portique.

Saint Martin s'avance escorté de son porte-crosse et de deux religieux pour exorciser l'énergumène maintenu à grand'peine par quatre hommes vigoureux.

En haut de là composition, le proconsul romain domine la scène et constate le miracle qui doit décider de sa conversion.

Ce tableau fut exécuté pour le maître-autel de l'église de Saint-Martin de Tournai. Nous en avons trouvé une bonne gravure à la Calcographie du Louvre ; nous en donnons ici un fac-simile très réduit.

Jordaens travailla avec Rubens, mais il ne fut pas à proprement parler son élève. Dans ses œuvres il conserve son originalité. « Tous les deux, dit Charles Blanc, sont de la même famille,

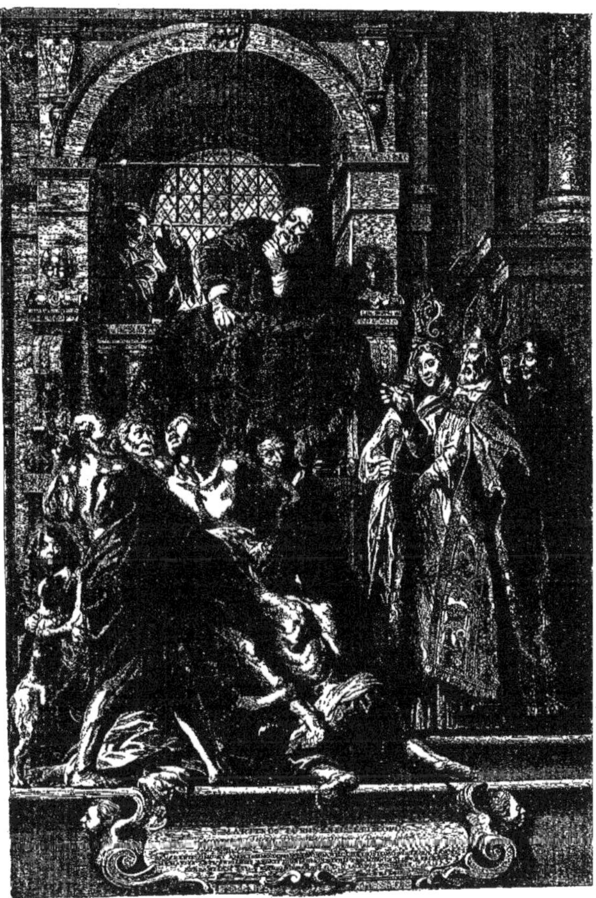

SAINT MARTIN GUÉRISSANT UN POSSÉDÉ

Tableau de Jordaens au musée d'Anvers. Fac-simile de la gravure qui se trouve à la Chalcographie du Louvre.

du même tempérament. Rubens plus pensif et plus profond, Jordaens plus rude et plus grossier... Jordaens représente même au delà de la forme la fureur de coloris et l'ampleur de la pratique. » Son génie devait se sentir à l'aise dans la représentation des scènes violentes comme l'étaient le plus souvent les scènes de possession.

En effet, son possédé est un homme vigoureux en proie à une agitation telle que quatre aides ne le maintiennent qu'au prix des plus grands efforts. Nous ne retrouvons pas dans ce personnage la profondeur d'observation et la justesse d'exécution que nous avons signalée dans la possédée du tableau de Rubens. Il ne possède aucun de ces caractères précis, marques indiscutables de la crise démoniaque, et que nous trouvons si merveilleusement réunis et exprimés chez la démoniaque du *saint Ignace*. Mais il est impossible de rendre avec plus de fougue et de vérité le désordre et particulièrement la violence des mouvements convulsifs.

Or il ne faut pas oublier que chez les hommes, l'attaque démoniaque peut révéler des caractères spéciaux résultant de l'excès de la fureur, de l'exagération, et de l'amplitude des convulsions, lesquels arrivent au paroxysme le plus inouï de la violence. A ce point de vue nul ne pourrait concevoir une figure plus expressive que le possédé du *saint Martin;* et à défaut d'une fine et délicate observation de la nature, Jordaens en cette circonstance a été heureusement servi par sa manière qui est la nature même de son génie.


# MIRACLE DE SAINT GAUDENZIO

TABLEAU DE PIERRE FRANÇOIS GIANOLI (NÉ EN 1620). ÉGLISE DE SAINT GAUDENZIO, A VARALLO (VALSÉSIE)


Dans une ancienne église de Varallo, dédiée à saint Gaudenzio, on voit une série de tableaux représentant des épisodes de la vie du saint, et peints par un artiste valsésien du XVIIᵉ siècle, Pierre-François Gianoli. L'un d'eux représente une noble dame de Novare conduite au tombeau de saint Gaudenzio pour y être délivrée du démon. La malade est soutenue par deux suivantes. Au-dessus d'elle deux diables s'envolent [1].

---

1. Nous devons la connaissance de ce document à l'obligeance de MM. Giuseppe Antonini et Carlo Mariani, de Turin.

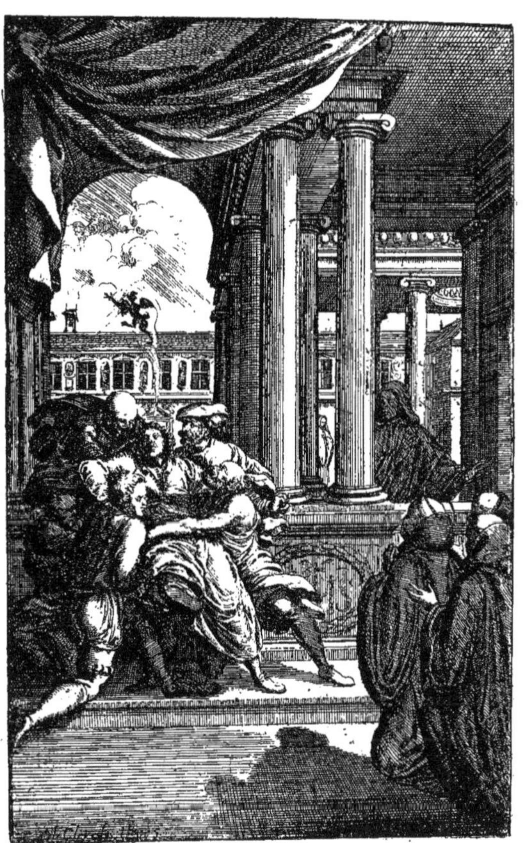

SAINT BRUNO DÉLIVRE UNE FEMME POSSÉDÉE DU DÉMON

Gravure de Sébastien le Clerc. École française du XVII⁰ siècle.

# LE CHRIST DÉLIVRANT UN POSSÉDÉ

### TABLEAU DE MAITRE INCONNU DE LA FIN DU XVII<sup>e</sup> SIÈCLE

Dans le couvent de Saint-François de Sales (Couventino) à Florence, il existe un tableau d'un maître inconnu qui représente le *Christ délivrant un possédé*. Le D<sup>r</sup> Tommaso-Tommasi a eu l'obligeance de nous en envoyer la photographie.

Autant que nous en pouvons juger, on peut l'attribuer aux périodes de décadence du XVII<sup>e</sup> siècle. Les personnages ne sont vus que jusqu'à mi-corps. Le possédé lève les deux mains la paume ouverte en avant; il montre une face amaigrie dont la bouche ouverte laisse échapper un nuage de vapeur épaisse[1].

# POSSÉDÉS GUÉRIS PAR LE CHRIST

## PAR SAINT ÉLEUTHÈRE, PAR SAINT EUSTASE, ET PAR SAINT BRUNO

### GRAVURES DE S. LE CLERC (NÉ EN 1637, MORT EN 1714)

Parmi les innombrables dessins et gravures laissés par Sébastien le Clerc, plusieurs représentent des délivrances de malades.

Nous citerons d'abord trois scènes tirées du Nouveau-Testament, et faisant partie d'une série de gravures sur le même sujet. Dans les trois cas le Christ guérit un possédé. Le personnage possédé se débat violemment, faisant de grands gestes. Une fumée épaisse sort de sa bouche. Ce sont là des documents où domine l'intérêt pittoresque et sur lesquels nous n'avons pas à nous arrêter plus longtemps.

Nous en dirons autant d'une scène d'exorcisme qui se trouve dans les collections des images

---

1. Ce tableau fut donné par la noble famille patricienne de Florence *da Verrazzano*, au couvent Saint-François de Sales lors de la fondation il y a environ deux siècles.

des Saints [1] pour tous les jours de l'année. Au 6 septembre on voit saint Eleuthère délivrant un enfant. L'enfant se renverse en levant les bras et une jambe entre les bras d'un homme à genoux derrière lui. Un démon dans un nuage de fumée sort de la bouche. Le saint est prosterné.

Dans une autre gravure datée de 1661 et dédiée par le Clerc à l'abbesse des religieuses bénédictines de Verganille (endroit célèbre par la délivrance des Energumènes, possédés et autres malades travaillés de sortilèges), on voit saint Eustase, abbé bénédictin, exorciser, le goupillon à la main, un possédé plongé à cet effet dans un immense bénitier. Le malade est maintenu à bras le corps par un aide; un démon s'échappe par la bouche.

Mais la gravure de S. le Clerc la plus intéressante à notre point de vue, et dont nous donnons ici une reproduction, est celle qui fait partie d'une suite relative à la vie de saint Bruno.

Une femme se débat dans d'horribles convulsions, maintenue à grand'peine par cinq hommes. La violence des mouvements est bien rendue. Nous remarquons en outre la crispation du poing gauche, le strabisme oculaire, le corsage à demi dégrafé. Le saint est en prière, pendant que le diable s'éloigne au milieu d'un léger sillon de fumée.


## JÉSUS-CHRIST DÉLIVRE UN POSSÉDÉ A CAPHARNAUM

EAU-FORTE DE S. PARROCEL. (NÉ EN 1648, MORT EN 1704)


Tirée d'une suite de quarante-huit gravures représentant des sujets de la vie du Christ, cette eau-forte, pleine de lumière et d'intérêt artistique, ne mérite ici qu'une simple mention. Le possédé se précipite la face contre terre, au milieu des docteurs saisis d'effroi. Le démon n'est figuré sous aucune forme.

1. *Icones sanctorum.* Godtvruntige Almanach of Lof. Gedachtenis der Heyiigen, op yder dag van Jaar. Gevolgt na den beruchten Sebastien Le Clerc. Welftandih, verfchikt, ver teekent en in't licht gegeven, dor Yan Gœree. Amsterdam, 1730.

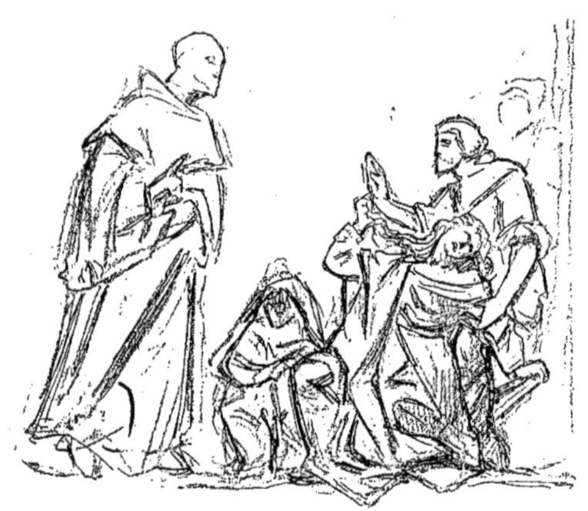

SAINT DOMINIQUE GUÉRISSANT UNE DÉMONIAQUE
FRAGMENT D'UN HAUT-RELIEF EN BRONZE DE GIUSEPPE MAZZA DE BOLOGNE
Croquis d'après l'original.

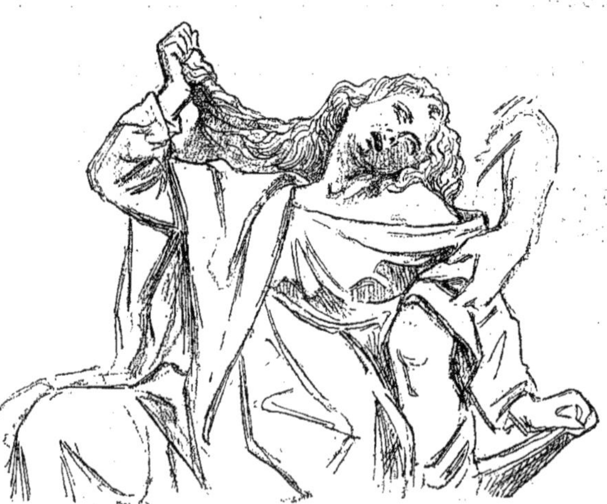

LA FEMME POSSÉDÉE
Détail du croquis ci-dessus.

## SAINT DOMINIQUE GUÉRISSANT UNE DÉMONIAQUE

HAUT-RELIEF EN BRONZE DE GIUSEPPE MAZZA DE BOLOGNE. ÉGLISE SAINT-JEAN ET SAINT-PAUL, A VENISE
(FIN DU XVII<sup>e</sup> SIÈCLE)

Nous avons vu, dans la chapelle Saint-Dominique de l'église Saint-Jean et Saint-Paul, à Venise, un haut-relief en bronze représentant *Saint Dominique guérissant une malade démoniaque.* Nous n'avons pu en trouver aucune reproduction. Aussi sommes-nous forcés de donner ici le rapide croquis que nous avons fait sur place.

Tout le haut de la composition est occupé par des anges au milieu de nuages. En bas, saint Dominique, la main droite levée, s'avance vers la démoniaque qui occupe le coin gauche du tableau. Affaissée sur un seul genou, elle se renverse sur un homme qui la maintient par derrière et dont un genou apparaît du côté gauche. La tête, penchée de côté, touche presque à l'épaule gauche, qui est découverte. Les yeux sont convulsés en haut, la bouche est entr'ouverte, la physionomie exprime la souffrance. De la main droite elle a saisi une poignée de cheveux, de la gauche elle tire sur son vêtement.

Dans son attitude et dans ses mouvements, cette figure se ressent du genre affecté et maniéré du maître. Mais il serait injuste de méconnaître les traits par lesquels l'artiste a cherché à reproduire la nature. L'attitude des deux mains, entre autres, semble inspirée de la *démoniaque* du Rubens, du musée de Vienne.

## HYLARION GARBI GUÉRIT UNE FEMME POSSÉDÉE DU DÉMON

TABLEAU DE JEAN-BAPTISTE GARBI (1698). ÉGLISE SAN-SALVADORE, A VAJANO

Nous devons la connaissance de ce tableau au D<sup>r</sup> Tommaso-Tommasi, de Florence. Des photographies, imparfaites à cause de l'obscurité de l'église où il se trouve, ne nous ont pas permis de l'apprécier dans ses détails. Il est d'ailleurs d'ordre secondaire, et son auteur est peu connu.

CHARCOT et RICHER. — Les démoniaques dans l'art.                    10

Néanmoins nous ne saurions le passer sous silence, et nous en donnerons ici la description qu'a bien voulu nous communiquer notre obligeant correspondant.

Ce tableau peint sur toile est de grande dimension (5 mètres sur 6). Il se trouve au milieu du chœur de l'église San-Salvadore, à Vajano. Cette église appartint aux moines de Vallombrosa de 1073 jusqu'en 1808.

Le miracle, c'est-à-dire la guérison de la possédée, eut lieu, dit-on, dans la chapelle de Saint-Jean Gualberto qui se trouve au milieu du bois de Vallombrosa.

Une femme nommée Taddea, dame de Prato, possédée du démon, fut conduite par son père, qui se voit à genoux dans la partie inférieure du tableau, à la dite chapelle du bois de Vallombrosa. Elle-même occupe le milieu de la toile, elle est soutenue par deux ouvriers du bois qui la maintiennent avec peine. Au-dessus d'elle un moine, Hylarion Garbi, élève la main gauche pendant que, de la main droite abaissée vers la possédée, il tient la croix dont avait fait usage saint Jean Gualberto lui-même.

Une figure allégorique nue symbolise l'été.

Ce miracle est rapporté tout au long dans la « *Vie du glorieux père saint Jean Gualberto, fondateur de l'ordre de Vallombrosa*, etc., etc., par P. D. Eudosio Loccatelli de Sainte-Sophie, Florence, MDLXXXI, chez Georges Marescotti. » Il paraît que la guérison n'eut pas lieu du premier coup. Lorsque la possédée, une fois guérie, retournait à l'hôtellerie, hors du couvent et loin de la chapelle, le diable revenait de plus belle prendre possession de la victime, « ce qu'on reconnaissait, dit le narrateur, à des signes non douteux. » Ce manège recommença plusieurs fois. Enfin le prêtre prit le parti d'accompagner l'exorcisée avec la croix de Saint-Jean jusqu'à l'endroit où le diable avait l'habitude d'en reprendre possession ; cette fois le diable partit, et malgré des menaces qu'il proféra en quittant la place, il paraît qu'il ne reparut plus. C'était un diable plaisant et naïf qui, par la bouche de la fille, expliquait au milieu d'éclats de rires et de bouffonneries comment il savait céder à la force pour revenir à sa proie une fois le danger passé.


## SAINT AMBROISE GUÉRIT UN POSSÉDÉ

TABLEAU DE BON BOULOGNE (NÉ EN 1649, MORT EN 1717). CHAPELLE DE SAINT-AMBROISE, AUX INVALIDES


La chapelle Saint-Ambroise, aux Invalides, possède un tableau de Bon Boulogne (ou Boullongne) représentant saint Ambroise qui guérit un possédé. Il en existe une gravure par C.-N. Cochin.

Que nous sommes loin ici des œuvres des maîtres de la Renaissance qui nous ont fourni plus haut de si précieux enseignements! Faut-il en accuser seulement le talent d'un peintre, qui d'ailleurs n'est pas sans mérite, et ne pourrait-on voir là un des signes de cette époque de transition qui fut le commencement du xviiiᵉ siècle. Où le peintre pouvait-il prendre son modèle? On ne croyait plus guère au diable, et les sciences naturelles n'étaient pas encore régulièrement constituées. Avant de considérer les possédés comme des malades, on les a pris pour des imposteurs. Quoiqu'il en soit, la *Mort d'Ananias*, de Raphaël, paraît avoir hanté le souvenir du peintre; mais cette réminiscence n'avait, dans l'espèce, rien d'heureux et il serait difficile de trouver une figure de démoniaque plus banale et plus conventionnelle. Nous n'avons donc pas à nous y arrêter plus longtemps.

## JÉSUS-CHRIST GUÉRISSANT LES POSSÉDÉS

### ESTAMPES DE 1700

Dans une histoire du *Nouveau Testament* (chez Pierre Mortier, libraire, MDCC), on rencontre trois scènes de possession.

Nous les signalons ici comme des œuvres fort imparfaites, à notre point de vue surtout. Les possédés sont des personnages purement conventionnels, et qui n'offrent qu'un médiocre intérêt.

Page 35. — Jésus-Christ délivre, dans le pays des Gadaréniens, deux possédés dont les démons entrent par sa permission dans un troupeau de pourceaux qui se précipitent tous dans la mer. Les deux possédés complètement nus courent, l'œil hagard, la bouche ouverte, étendant les bras.

Page 52. — Jésus-Christ étant descendu de la montagne, où il venait d'être transfiguré, guérit un enfant lunatique et démoniaque.

Le jeune possédé, maintenu par un homme, est à demi-nu. La figure grimace sans caractère pathologique. Il pose un genou sur le sol.

Page 113. — Paul et Silas chassent le démon d'une possédée qui criait après eux dans les rues de la ville de Philippe.

## JÉSUS CHASSE UN ESPRIT IMMONDE

### ESTAMPE DE 1720

Il n'est guère de Bible illustrée qui n'offre la représentation d'une de ces guérisons. Le Christ en maintes circonstances montra son pouvoir sur les démons. La plupart de ces illustrations n'ont pour nous qu'un intérêt tout à fait secondaire : le plus souvent les possédés sont des personnages de fantaisie, qui, selon l'habitude, vomissent leur démon au milieu d'un nuage de fumée. Nous citerons cependant une gravure de la *Bible* de Picart [1], qui fait exception, et qui nous a paru mériter les honneurs de la reproduction. Le malade, demi-nu, est renversé à terre, maintenu par deux hommes vigoureux. Les muscles de tout le corps se dessinent en saillies exagérées. L'une des mains crispées saisit la draperie qui le couvre à moitié. Malgré les incorrections du dessin qui laisse beaucoup à désirer, cette figure, avec les convulsions des membres où domine l'extension, représente assez bien la violence des crises convulsives des hommes atteints de grande hystérie.

Nous avons connaissance d'un certain nombre de spécimens du même genre puisés dans d'autres *Bibles* illustrées. Ils sont tous également dénués d'intérêt pour nous et nous croyons superflu d'en parler.

## UN ÉVÊQUE FAIT SORTIR DEUX DIABLES DU CORPS DE DEUX PAYSANS

### FAIENCE DE NEVERS DE 1750

M. Champfleury, conservateur des collections céramiques à la manufacture nationale de Sèvres, nous communique, au sujet d'une faïence historiée représentant une scène de possession, les indications suivantes que nous sommes heureux de consigner ici. C'est le seul spécimen de ce genre que nous ayons rencontré.

---

1. *Figures de la Bible*, à Amsterdam chez B. Picart. MDCCXX.

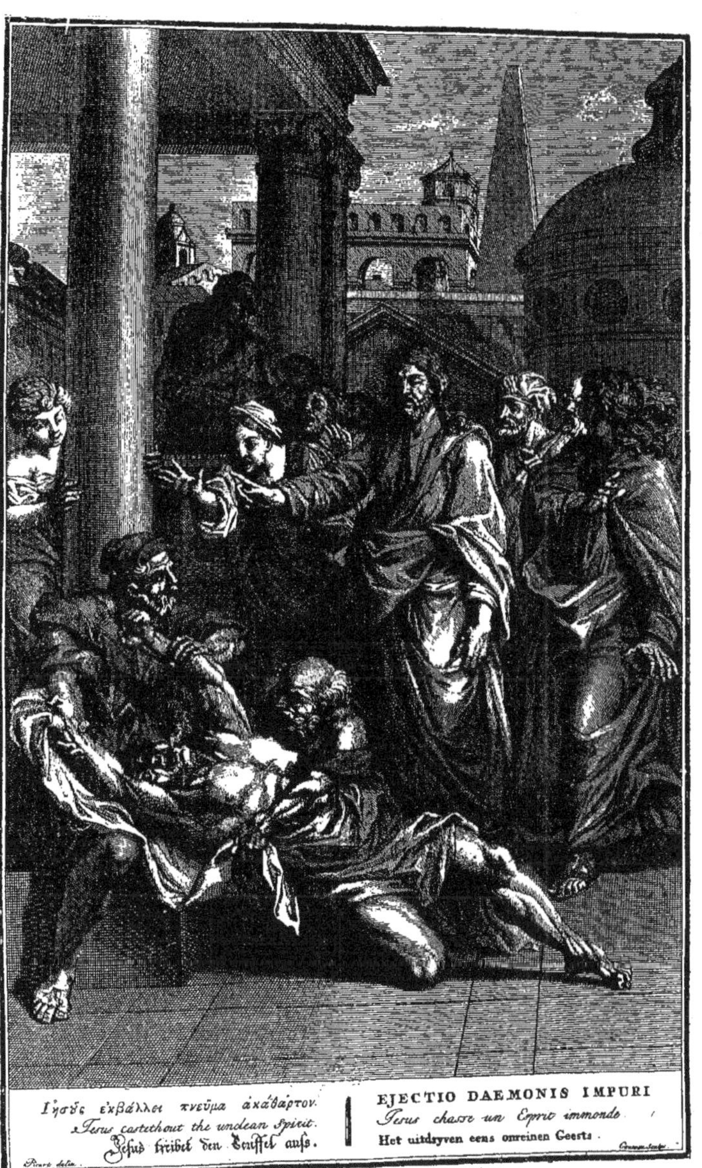

Ἰησοῦς ἐχβάλλει πνεῦμα ἀχάθαρτον.
Jesus casteth out the unclean spirit.
Jesus treibet den Teuffel auß.

EJECTIO DAEMONIS IMPURI
Jésus chasse un Esprit immonde
Het uitdryven eens onreinen Geests.

Picart delin.  Gravé juxta.

JÉSUS CHASSE UN ESPRIT IMMONDE
Gravure de la Bible illustrée de Picart (1720).

« Un évêque fait sortir du corps de deux paysans deux diables qui s'envolent effarés. Au-dessous est écrit : *Mathurin Rattefons*. C'est le nom du paysan pour qui le potier avait peint le sujet en plaçant son client sous les auspices de saint Mathurin. Cette faïence décorée en bleu avec quelques rehauts de jaune est attribuable aux fabriques de Nevers, vers 1750.

» Je n'ai remarqué qu'une fois dans ma carrière un sujet semblable. Je n'en garantis pas moins l'authenticité.

» En tout cas il fallait que le cas de possession diabolique ci-dessus fut très répandu dans le pays pour donner naissance à une telle représentation populaire. »

## CONVULSIONNAIRES DE SAINT-MÉDARD

### 1727-1760

Les épidémies convulsives dans lesquelles on a voulu voir l'influence d'un principe surnaturel n'ont pas toujours été attribuées à l'action néfaste du génie du Mal, du démon. En plusieurs circonstances, elles ont été considérées comme une intervention du principe du Bien dans l'humanité, comme une manifestation de la puissance divine elle-même.

Les sectes religieuses qui en étaient les victimes y voyaient les marques d'une faveur spéciale de la divinité, et s'en servaient comme de preuves irréfutables pour faire prévaloir leur doctrine et confondre leurs adversaires.

Ces interprétations opposées ne pouvaient manquer d'amener, dans la forme extérieure des accidents, quelques modifications en rapport avec la croyance généralement acceptée.

Mais il est bien curieux de mettre en lumière les traits communs qui relient entre elles toutes les épidémies convulsives, quelle que soit leur cause supposée; d'ailleurs d'ordinaire les avis étaient partagés, et lorsqu'un parti prônait l'action divine, les adversaires ne manquaient pas d'accumuler preuve sur preuve, pour tirer des mêmes faits une conclusion diamétralement opposée et démontrer l'influence du malin esprit.

Ce fut le cas de l'épidémie de convulsion qui se produisit à Paris dans la première moitié du siècle dernier, et qui débuta autour du tombeau du diacre Pâris, dans le cimetière de Saint-Médard.

Nous résumerons en quelques lignes l'histoire de l'épidémie convulsive de Saint-Médard. Les événements qui s'y rattachent peuvent se grouper en trois époques.

1<sup>re</sup> *époque.* — François de Pâris, diacre de l'église de Paris, défenseur des doctrines jansénistes, meurt en odeur de sainteté et est enterré le 2 mai 1727 dans le petit cimetière de Saint-
Médard. Bientôt des miracles[1] s'opèrent sur sa tombe et, aux yeux des *appelans* décident en
faveur de la doctrine Janséniste. Ces miracles soulevèrent l'incrédulité générale qui se « dé-
chaîna, dit un auteur du temps, dès le commencement, de vive voix, puis par un grand nombre
d'écrits de toute espèce, sérieux, raisonnés, satiriques, burlesques, comiques. Les miracles du
saint Janséniste furent condamnés par des mandements, anathématisés en chaire et joués sur
le théâtre... En un mot, jusqu'à présent la légende des miracles de l'abbé de Pâris n'a trouvé
crédit que dans le parti Janséniste, malgré toutes les démonstrations que les *convulsionnaires*
et leurs défenseurs ont donné de leur authenticité[2]. » Pendant cette première période, il n'est
aucunement question de convulsions.

2<sup>e</sup> *époque.* —Jusque vers la fin d'août 1731, les miracles des guérisons s'étaient faits au
cimetière de Saint-Médard avec assez de simplicité. Les malades faisaient des neuvaines
et imploraient l'intercession du saint diacre en s'étendant sur son tombeau et en baisant
même la terre qui l'environnait. Mais dans le mois d'août 1731, les convulsions apparaissent, et
suivant l'expression des fervents « Dieu changea ses voyes, et celles dont il se servit alors pour
la guérison des malades fut de les faire passer par des douleurs très vives et des convulsions très
extraordinaires et très violentes ». Dans les récits qui ont été laissés de ces miracles et des convulsions qui les accompagnaient, il est aisé de reconnaître le rôle important que jouait la grande
hystérie. Mais l'épidémie n'existait pas encore avec les caractères qu'elle devait revêtir plus
tard. Peu à peu, les convulsions devinrent plus fréquentes, et la foule des convulsionnaires si
considérable, que la Cour s'émut des conséquences qui pouvaient résulter de semblables dé-
sordres. On publia le 27 janvier 1732 une ordonnance du roi *pour fermer la porte du petit
cimetière de la paroisse de Saint-Médard... avec défense de l'ouvrir sinon pour cause d'inhuma-
tion.* En même temps, on fit enlever et conduire à la Bastille, à Bicêtre, dans beaucoup d'autres
lieux de dépôt, les convulsionnaires les plus renommés.

3<sup>e</sup> *époque.* — C'est alors que l'épidémie est définitivement constituée. Les moyens de répres-
sion n'ont été pour les convulsionnaires qu'une excitation nouvelle. « A peine eut-on interdit
l'entrée du saint lieu que Dieu paraissait avoir choisi pour y opérer ses prodiges, dit Carré de
Montgeron, qu'il les multiplia plus que jamais. Un peu de terre recueillie auprès de l'illustre
tombeau fit éclater les plus merveilleuses guérisons dans tous les quartiers de Paris et jusque
dans les provinces. Des convulsions bien plus surprenantes que toutes celles qui avaient paru
jusqu'alors prirent tout à coup une multitude de personnes. »

Aux convulsions, on vit alors se joindre les prédictions, les discours, les exhortations, les
prières, les descriptions pathétiques, la prétention d'opérer des miracles et de parler des langues

---

1. Le premier miracle est du mois de septembre 1727.
2. *Cérémonies et coutumes religieuses de tous les peuples du monde,* Bernard Picard, t. IV, p. 181, Amsterdam, 1736.

inusitées, les impulsions aux actes extravagants, enfin les différents phénomènes du délire hystérique et de l'extase, joints aux manifestations variées de la monomanie religieuse[1].

Poursuivis par l'autorité royale, les convulsionnaires tinrent des réunions clandestines et
l'épidémie ne s'éteignit que lentement; elle n'avait pas complètement cessé en 1760.

L'agitation qui se fit autour de cette épidémie convulsive fut des plus vives et se répandit
dans toutes les classes de la société. La guerre que se livrèrent à ce propos les Jansénistes et les
Jésuites fut des plus acharnées et se manifesta non seulement dans des écrits de tout genre
mais encore dans de nombreuses images populaires dont on retrouve encore aujourd'hui un
grand nombre.

Il faut parcourir ces estampes, où tous les genres se trouvent réunis, pour se faire une juste
idée de l'émotion qui pendant plusieurs années s'empara des esprits.

Les dessins que nous avons réunis sur ce sujet peuvent être rangés en quatre groupes :

1° Les estampes représentant les faits et gestes des convulsionnaires et les miracles opérés
par l'intercession du bienheureux ;

2° Les estampes relatives aux divers événements historiques, tels que la fermeture du
cimetière de Saint-Médard, la séquestration des principaux convulsionnaires, etc., etc. ;

3° Les portraits du bienheureux de Pâris et les estampes relatives à sa vie et à sa mort;

4° Les pièces satiriques où tour à tour Jésuites ou Jansénistes sont traités de la belle façon.

La première catégorie est la seule qui nous intéresse ici; le nombre des pièces qui la composent est assez grand ; ce ne sont, pour la plupart, à l'exception de quelques-unes de celles qui
ont été publiées par Carré de Montgeron, que des images populaires ou des illustrations d'ouvrages, parfois d'un intérêt plein de charme et de pittoresque, mais qui ne sauraient être mises
en balance cependant avec les documents si précieux que les anciens maîtres nous ont laissés
relativement aux possessions. Nous nous contenterons d'en reproduire ici quelques spécimens.

1

GUÉRISON DE LA DEMOISELLE FOURCROY

Le curieux livre de Carré de Montgeron, dans lequel cet auteur expose avec tant de soin
l'histoire de la maladie et de la guérison de quelques-uns des miraculés, devient pour nous

1. « Dès qu'on commença à persécuter les convulsionnaires, les convulsions se multiplièrent plus que jamais;
elles prirent de tous côtés à un grand nombre de personnes qui n'avaient point de maladie, et Dieu les accom-
pagna de différents dons et les illustra par quantité de prodiges. Entre autres il ouvrit la bouche à une multitude

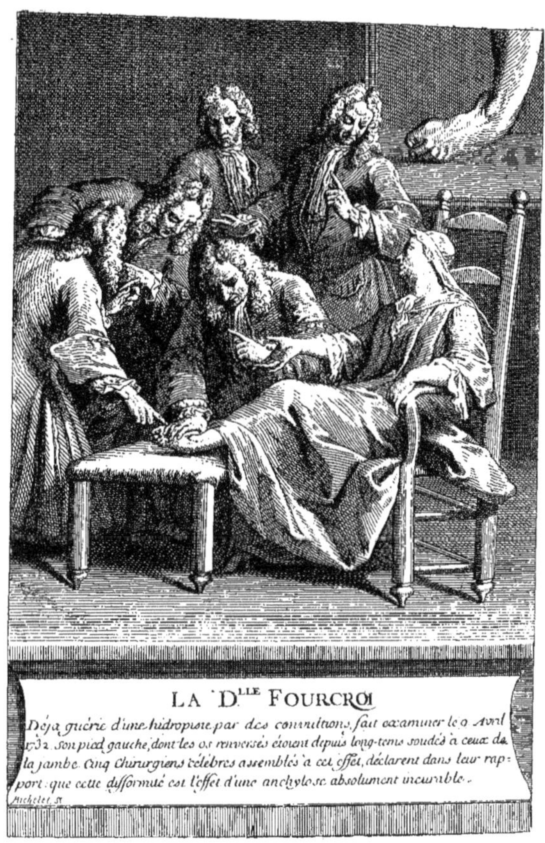


PIED-BOT HYSTÉRIQUE

Fac-similé d'une gravure extraite de *La vérité des miracles opérés sur la tombe du bienheureux de Paris*, par Carré de Montgeron.

d'enfants et de personnes simples et ignorantes : il leur fit faire journellement des discours d'une grande beauté, il leur fit développer le poison renfermé dans la bulle, déplorer les maux de l'Église, annoncer que sa jeunesse serait bientôt renouvelée comme celle de l'aigle par la venue du prophète Élie et faire plusieurs autres prodiges. (Carré de Montgeron, *loc. cit.*, t. I, 3e partie. *Idées des mouvements convulsifs*, p. 4).

CHARCOT et RICHER. — Les démoniaques dans l'art.                                        11 un véritable recueil d'observations médicales, qui par la précision des détails nous permet de reconnaître aujourd'hui la véritable nature des accidents morbides dont il est parlé.

Nous n'aurions rien à en dire ici si ce livre n'était accompagné de gravures fort intéressantes, et dont certaines présentent, à notre point de vue spécial, un haut intérêt.

Nous citerons, par exemple, une gravure relative à la guérison d'une demoiselle Fourcroy, qui, privée depuis quinze mois de l'usage du pied gauche, fut guérie subitement à la suite de convulsions sur le tombeau même du bienheureux.

La relation du cas nous a permis d'établir[1] que cette demoiselle présentait les signes les plus variés de la grande névrose ; mais l'affection du pied gauche, si curieusement décrite par Montgeron et déclarée incurable, si imprudemment, par cinq célébrités médicales de l'époque, fait l'objet d'un dessin très remarquable dans l'espèce.

Il vaut à lui seul plus et mieux qu'une longue description ; il suffit pour établir la véritable nature du mal, et rien qu'à le considérer, il est impossible de ne pas reconnaître les signes si typiques et si précis du « *pied-bot hystérique* ».

La demoiselle Fourcroy était donc atteinte d'une contracture hystérique du pied gauche. On reconnaîtra tout l'intérêt de cette révélation, lorsque l'on saura que la contracture hystérique, qui parfois immobilise un membre pendant des années, loin d'être incurable, guérit d'ordinaire de la façon la plus imprévue, subitement, sous l'influence d'une vive impression morale et souvent à la suite des attaques de convulsions généralisées.

C'est dans de semblables circonstances que la demoiselle Fourcroy a guéri, et une seconde gravure de l'ouvrage de Montgeron la représente, après le miracle, s'avançant d'un pas assuré, au milieu de la foule qui admire et qui se précipite à genoux.

## II

### LE TOMBEAU DU BIENHEUREUX FRANÇOIS DE PARIS

Une des premières illustrations du livre de Carré de Montgeron représente le *tombeau du bienheureux François de Pâris*. Il s'agit non d'une gravure épisodique, mais d'une sorte de représentation synthétique qui, en même temps qu'une reproduction exacte des lieux, cherche à résumer l'œuvre dans son ensemble. La plupart des personnages représentés ici sont des portraits.

---

1. Voir *Études cliniques sur la grande hystérie*, par Paul Richer. 2ᵉ édit. p. 872.

On y voit les principaux miraculés et aussi les hauts personnages du parti janséniste, parmi lesquels, très vraisemblablement, Carré de Montgeron lui-même. On comprend que cette gravure est destinée à glorifier l'œuvre des convulsionnaires et à en perpétuer le souvenir. Le moindre détail choquant en a été écarté avec soin.

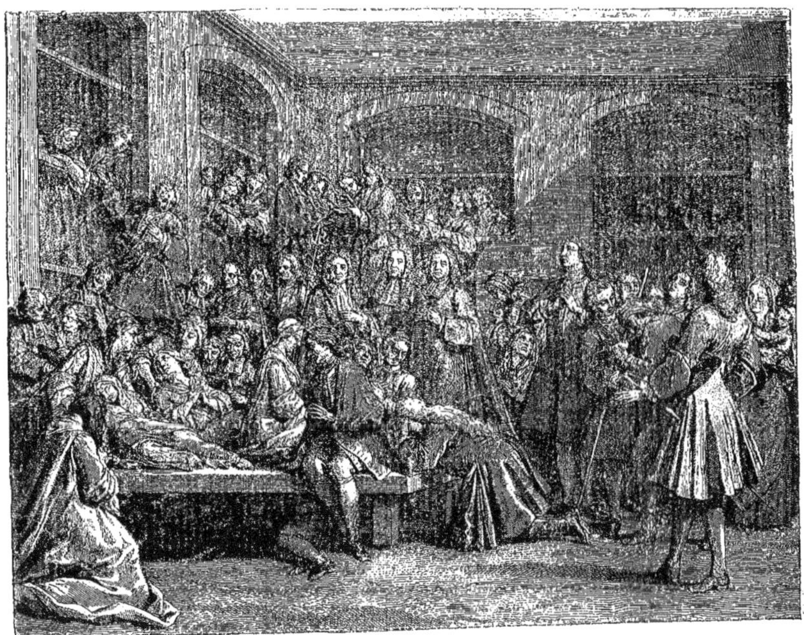

LE TOMBEAU DE B. FRANÇOIS DE PARIS DIACRE DE L'ÉGLISE DE PARIS, MORT LE 1er MAI 1727,
ILLUSTRÉ PAR DES MIRACLES SANS NOMBRE ET DES CONVERSIONS ÉCLATANTES

Fac-simile d'une gravure extraite de *La vérité des miracles opérés par l'intercession de M. de Pâris*, par M. de Montgeron, MDCCXXXVII.

Il n'en est pas de même dans une autre gravure relative au tombeau du bienheureux et dont nous allons parler maintenant, où la nature semble prise sur le fait, et par là même nous intéresse bien davantage.

## III

PÈLERINAGE AU TOMBEAU DU DIACRE PARIS

La figure ci-contre est un fac-simile de l'estampe qui nous paraît, au point de vue artistique, la plus remarquable de notre collection. Elle est fort intéressante à étudier dans les détails, et, à part une disposition du cimetière peut-être un peu fantaisiste, elle nous semble bien donner une idée des scènes tumultueuses dont le tombeau du bienheureux était le théâtre. Nous y trou-

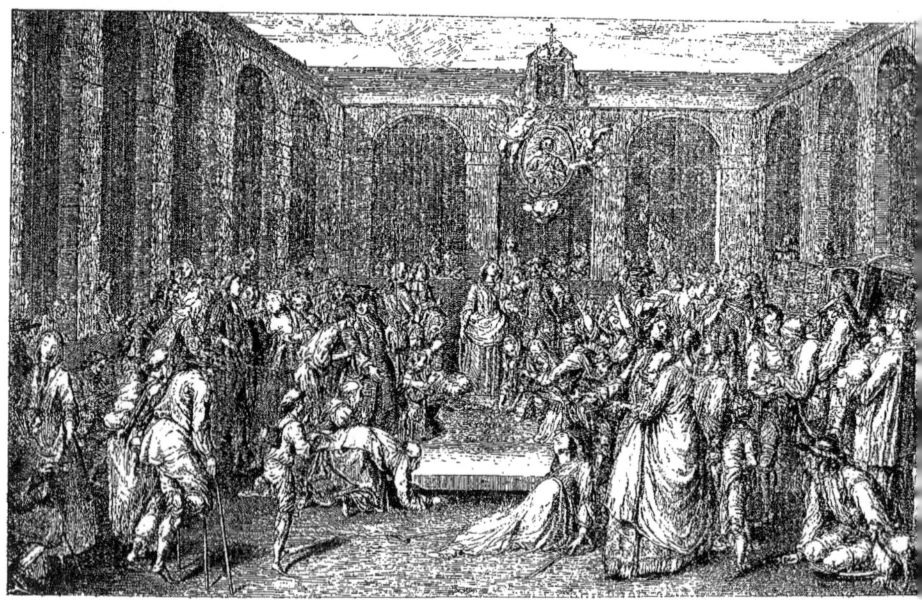

PÈLERINAGE AU TOMBEAU DU DIACRE PARIS
Fac-simile d'une gravure à l'eau-forte anonyme (XVIII<sup>e</sup> siècle).

vons, dans les allures des filles convulsionnaires, des traits pris sur le vif, et qui relèvent bien de la grande névrose.

L'affluence est si grande que des gardes sont chargés de maintenir l'ordre autour de la tombe de M. de Pâris, que l'on voit assiégée par une foule suppliante dans les attitudes les plus variées : les uns courbés la face contre la pierre, les autres à genoux les mains jointes ; une femme debout lève les deux bras en l'air dans un geste emphatique qui sent bien l'hystérie. Tout au fond, un garde défend l'approche à une femme que son attitude moqueuse nous ferait prendre volontiers pour une convulsionnaire. Peut-être redoute-t-il une scène de désordre que la con-, duite des convulsionnaires présentes est bien en droit de lui faire craindre. En effet, il paraît régner dans ce monde-là une assez grande surexcitation. A gauche, un jeune abbé à la figure poupine tient des discours à plusieurs femmes ; l'une d'elles est dans une attitude de recueille-ment exagéré ; une autre, dont le corsage est quelque peu en désordre, paraît avoir fort envie de lui sauter au cou. Par opposition, à droite, plusieurs convulsionnaires assaillent un moine qui, vraisemblablement, ne partage pas les doctrines de M. de Pâris ; l'une lui tire la barbe à pleine main ; les autres lèvent le poing pour le frapper.

Depuis les anciennes possédées, qui s'enflammaient d'amour pour certains prêtres pendant qu'elles injuriaient et frappaient les exorcistes, jusqu'aux hystériques modernes qui se condui-sent de même envers les médecins appelés à leur donner des soins en passant par les convul-sionnaires de Saint-Médard, on voit que l'exaltation des sentiments n'a point changé, et que leur manifestation a toujours employé les mêmes moyens extrêmes.

Des infirmes de tout rang et de tout âge arrivent de tous côtés : infirme privé de l'usage d'une jambe et porté sur deux béquilles, misérable cul-de-jatte, podagre des classes riches qui des-cend de sa chaise à porteur soutenu par ses domestiques... A droite, c'est une femme qui porte dans ses bras un jeune enfant entouré de langes brodés ; à gauche, c'est une pauvresse qui porte son enfant attaché sur son dos avec des courroies...

Tout contre le tombeau, une jeune femme infirme s'est laissée choir. Les deux béquilles, l'attitude de la jambe gauche font supposer qu'elle est atteinte d'une déformation du membre inférieur gauche par contracture musculaire en flexion. Or, nous avons vu plus d'une fois la contracture hystérique revêtir cette forme. Il semble donc que l'artiste ait voulu représenter ici une malade portant un signe manifestement hystérique. Mais cette supposition devient presque une certitude, si nous considérons le renversement de la tête, le gonflement du cou, la crispa-tion de la main droite... autant de signes du début de la crise convulsive. Un garde se précipite pour soutenir et maintenir au besoin la malheureuse. Nous pensons donc ne point trop nous avancer en disant que l'artiste a représenté ici, avec beaucoup de finesse d'observation et de talent, un de ces cas analogues à celui de la demoiselle Fourcroy et comme il avait pu en observer lui-même : une jeune femme infirme par contracture hystérique et guérie au tombeau du diacre à la suite d'une crise de convulsions.

La curiosité attire dans ce lieu des personnes du plus grand monde. Un gamin vend des images du bienheureux.

Au bas de cette gravure se trouve une sorte d'oraison pour exciter les fidèles à l'admiration des miracles dont le tombeau est le théâtre, et les exhorter à y reconnaître les preuves de la religion.

IV





La gravure dont nous donnons ici le fac-simile est extraite des *Cérémonies et Coutumes religieuses de Picart* (Paris, L. Prudhomme, éditeur, MDCCCVIII, t. IV, pl. 5). Cette estampe nous fait assister à une de ces réunions dans lesquelles les convulsionnaires se faisaient administrer les « grands secours ».

On désignait du nom de *secours* diverses pratiques usitées chez les convulsionnaires de Saint-Médard et qui avaient pour but, au dire des partisans de l'*Œuvre des convulsions*, d'apporter du soulagement au milieu des angoisses de la convulsion, et en second lieu, de faire éclater la protection divine, en montrant « que Dieu met, de temps en temps, une force prodigieuse dans les membres de certains convulsionnaires, et jusque dans les fibres les plus tendres, les plus faibles et les plus délicates, et que cette force est ordinairement supérieure à celle des coups les plus violents. »

Il y avait les petits et les grands *secours*. Les petits *secours* consistaient en attouchements, pressions, coups modérés sur diverses parties du corps, et il paraît vraisemblable que la satisfaction des instincts lubriques y entrait pour une bonne part.

Les grands *secours*, appelés aussi *secours meurtriers*, et particulièrement appliqués dans le but de faire ressortir l'influence surnaturelle, consistaient en violences atroces exercées sur les convulsionnaires, soit à l'aide de grosses bûches, de barres de fer, de marteaux, d'énormes pierres, qui servaient à porter des coups énergiques et répétés, soit à l'aide d'instruments piquants, d'épingles, de clous très longs, d'épées, avec lesquels on transfixait les chairs des malheureux qu'on soumettait à ces terribles épreuves.

On vit se renouveler des scènes dont l'horreur ne peut être comparée qu'aux cruautés que les Fakirs de l'Inde, aveuglés par les suggestions du délire religieux, exercent sur leur propre personne.

Chez les convulsionnaires de Saint-Médard qui, pour la plupart, présentaient les signes de l'hystérie la mieux confirmée, il convient de mettre en valeur deux points qui ressortent naturellement de l'emploi des « secours », et dans lesquels nous pouvons reconnaître les signes de la « grande névrose hystérique » telle que nous la retrouvons aujourd'hui. Le premier réside dans la présence de l'anesthésie généralisée et profonde, si fréquente chez ces sortes de malades. Cette particularité, qui ne se traduit par aucun signe objectif, devait aider singulièrement les patients à supporter les épreuves en apparence les plus douloureuses. Il est à noter que les piqûres ne rendaient pas habituellement de sang, comme il arrive d'ordinaire chez les sujets frappés d'anesthésie hystérique.

Le second point consiste dans la part qui, dans le soulagement apporté par les *secours*, doit être attribuée à la compression de certaines régions du corps douées de propriétés spéciales et que nous avons décrites chez les hystériques sous le nom de zones hystérogènes.

Une excitation mécanique de ces zones provoque les crises, qui sont enrayées par une nouvelle excitation portée au même point. L'abdomen, en la région de l'ovaire, est, chez les femmes, le

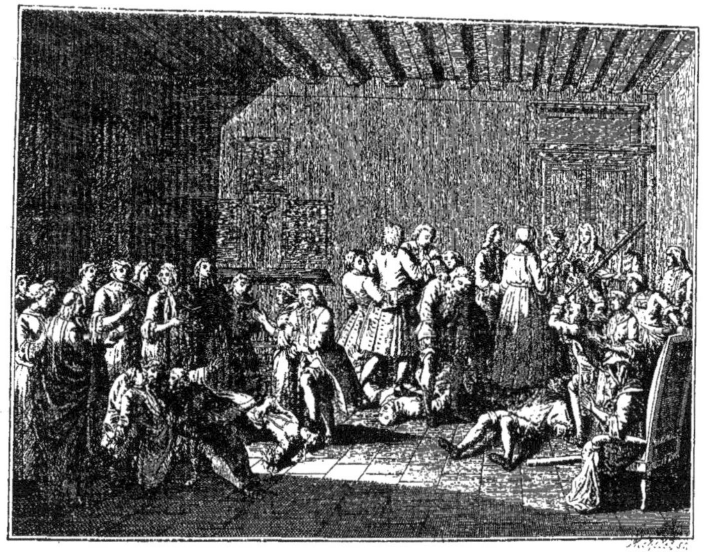



Fac similé d'une gravure de B. Picart extraite des *Cérémonies et coutumes de tous les peuples*, etc.

siège fréquent de semblables propriétés. Dans de nombreux cas, la *compression ovarienne* suffit pour suspendre comme par enchantement les convulsions les plus intenses. Chez les hommes la compression testiculaire produit souvent de semblables effets.

Nous voyons que la plupart des *secours* des convulsionnaires consistaient en manœuvres ayant pour but de déterminer une forte compression de l'abdomen, ou de le frapper violemment à l'aide d'un instrument quelconque, mais à extrémité large et mousse.

Dans la gravure dont nous donnons ici la reproduction, la scène se passe dans une grande salle dont les murs ont pour toute décoration un crucifix entouré d'images de sainteté. La plupart des assistants ont des livres en main et semblent réciter des prières, pendant que d'autres administrent les *secours*. Deux hommes convulsionnaires sont à terre, l'un d'eux est frappé à grands coups de bâton, l'autre supporte le poids de deux hommes montés sur lui. Cette dernière épreuve se rapproche de celle de la planche si usitée, et qui consistait en ceci : une convulsionnaire couchée sur le dos se couvrait le ventre et la poitrine d'une planche et supportait le poids de toutes les personnes qui voulaient bien monter sur son corps.

Une convulsionnaire, également renversée à terre, courbe son corps en arc de cercle — attitude familière aux hystériques actuelles pendant la crise convulsive — pendant qu'un assistant lui pose le talon sur le front.

Nous avons dit comment ces coups ou ces attouchements pouvaient amener un soulagement réel chez les convulsionnoires en état de crise. La raison en est actuellement dans l'existence, en différents points du corps, de zones dont la pression suffit à calmer les crises les plus violentes. Quelquefois cette pression demande à être maintenue pendant un temps assez long.

A gauche, un convulsionnaire s'agite maintenu par deux personnes.

Cette gravure, dans l'ouvrage de B. Picart, est accompagnée d'une autre d'égale dimension et qui représente le *cimetière de Saint-Médard*. Sur la tombe du diacre, un convulsionnaire s'agite, les jambes en l'air, soutenu par deux hommes. Un autre malade dans un état analogue est conduit hors de l'enceinte; un suisse, avec sa hallebarde, fait écarter la foule pour lui livrer passage [1].

---

1. Ces deux gravures sont accompagnées d'une explication que nous croyons intéressant de reproduire ici. Cette légende renvoie par des lettres aux différentes parties de la gravure ; le lecteur suppléera facilement à ces indications qui manquent ici.

« Le premier dessin représente avec toute l'exactitude possible le cimetière de Saint-Médard; et c'est là qu'on voit la tombe de l'abbé Pâris marquée A, où se font les guérisons et les miracles extraordinaires si répandus aujourd'hui en France et si vantés par les nouvelles du parti... Les malades ou soi-disant tels se couchaient tout de leur long et les uns après les autres sur ce tombeau et y tombaient immédiatement dans une crise de convulsion, dont un des principaux accès consistait à sauter, à cause de quoi ces convulsionnaires ont été désignés sous le nom de *sauteurs*. Après avoir sauté et s'être élevés plusieurs fois en l'air, ils attendaient ordinairement, nous dit-on, la guérison de leurs maux à la fin de la Neuvaine ; ce qui n'empêchait pas que le miracle ne se manifestât aussi avant les neuf jours, selon le plus ou moins de foi du malade.

Quoi qu'il en soit la lettre B indique un de ces malades qui est une personne de marque environnée de plusieurs dévôts du parti, entre lesquels on en voit de marqués par la lettre C qui prêtent leurs charitables soins au malade, afin qu'il saute plus dévotement et qu'il s'élève avec plus de zèle. Pendant ces agitations du malade les personnes les plus zélées du parti prient Dieu, ou récitent des psaumes et marquent leur dévotion par leur attitude et leurs gestes, etc., de même entre ceux que la lettre E fait remarquer on en voit qui baisent la tombe et prient Dieu tout auprès.

La dévotion va même jusqu'à ratisser la terre de cette tombe. La lettre F fait remarquer une troupe nombreuse de spectateurs les uns dévôts, les autres curieux; les uns infirmes et attendris par leurs besoins, les autres sains et indifférents. On y voit surtout comme dans le reste du dessin des ecclésiastiques et des femmes.

Dans le second dessin on a exprimé plusieurs actions singulières et qui, pour paraître incroyables aux incrédules de

Il semble que cette épidémie convulsive qui, née au tombeau du diacre Pâris, remplit bientôt
Paris puis la province du bruit des extravagances et des agitations qu'elle a provoquées, ait

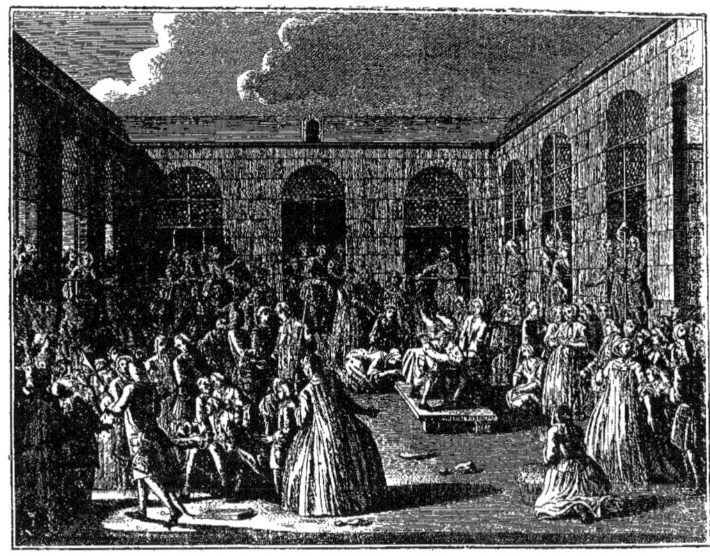

CIMETIÈRE DE SAINT-MÉDARD

Fac-simile d'une gravure de B. Picart extraite des *Cérémonies et coutumes de tous les peuples,* etc.

notre temps n'en sont, nous dit-on, ni moins vraies ni moins merveilleuses. D'abord la chambre qui sert de théâtre
aux miraculeuses agitations marque toute la modestie, toute la simplicité du parti. La première action A est celle
d'une personne qui tombe dans une convulsion semblable à celles de l'épilepsie, avec des contorsions; mais cependant
sans écumer de la bouche, sans rouler des yeux. B nous montre la patience et la foi d'une personne distinguée entre les
convulsionnaires. Cette personne étendue par terre, comme on le voit à la lettre B souffre avec une constance exemplaire
le poids du talon d'un autre dévôt, qui dans l'intention de soulager la personne infirme, appuie du pied à l'endroit de
l'œil avec toute la vigueur dont il est capable. Quelquefois la guérison se pratiquait avec le pouce appuyé de la même
force. C représente un autre malade assez connu dans le monde et d'ailleurs respectable par plus d'un endroit. Ce malade
accablé d'infirmités et plein de confiance au pouvoir du bienheureux intercesseur souffre humblement des coups de
bûche réitérés plusieurs fois par un des plus robustes dévôts de l'assemblée pour le soulagement de son mal. La répéti-
tion des coups se fait sur le ventre et même sur l'estomac du patient : mais comment cette guérison est-elle possible ?
dira l'incrédule. D fait remarquer une autre opération qui n'est pas moins exposée à cette incrédulité. C'est un patient
étendu comme tous les autres sur lequel un homme vigoureux marche d'un pas ferme jusqu'à ce qu'il soit parvenu à la
poitrine. Alors d'autres personnes le soutiennent afin qu'il pèse mieux sur la poitrine du malade : quelquefois aussi il fait
l'opération sur la tête du patient convulsionnaire. En attendant le succès des guérisons miraculeuses l'assemblée marquée
par la lettre E entre lesquelles on en voit que l'on reconnaîtra si l'on veut, fait ses dévotions à la manière que j'ai dit.

épuisé pour ainsi dire la curiosité qu'éveille d'ordinaire ces sortes de spectacles et détourné d'eux l'attention. Nous n'avons plus trouvé, en effet, à partir de cette époque, pendant tout le xviii° siècle, de spécimens d'art représentant les démoniaques. Pourtant une exception à signaler à l'étranger est le tableau de Goya qui est une des rares représentations de ce genre qu'ait laissées l'école espagnole.

Nous retrouvons au xix° siècle plusieurs peintures de démoniaques[1] et nous pourrions en citer un certain nombre parmi les œuvres contemporaines. Mais le xvii° siècle a rompu la tradition, et ces produits de l'art moderne n'ont plus rien à nous apprendre au point de vue spécial qui a été dans cette compilation notre principal objectif.

1. M. le docteur Galippe nous a signalé une fresque de Perretti peinte en 1810 sous le portail de l'église de Ré (Vall. Vigezzo, Piémont) et qui représente un prêtre exorcisant une femme possédée. L'église de Saint-Lazare à Marseille possède un tableau représentant le Christ délivrant un démoniaque, de Pierre Bronzet, artiste distingué mort en 1883. Cette œuvre nous a été indiquée par le docteur Bernard. Messieurs Carlo Mariani et Giuseppe Antonini, de Turin nous ont envoyé la photographie d'un tableau peint en 1870 par M. Louis Ciardi peintre florentin et représentant le bienheureux Bernardin de Biella, délivrant une jeune femme possédée. Enfin nous signalerons parmi les fresques récemment découvertes au Panthéon, celles de Th. Maillot qui représente la châsse de sainte Geneviève entourée de malades parmi lesquels on reconnaît une intéressante figure de jeune homme possédé.

# LES « DÉMONIAQUES CONVULSIONNAIRES » D'AUJOURD'HUI

Pour clore cette Étude sur les représentations des anciens démoniaques, il nous paraît utile de mettre sous les yeux du lecteur une description sommaire de la grande névrose telle que nous l'observons aujourd'hui, et plus particulièrement de la grande attaque convulsive qui est une de ses principales manifestations.

Il ne faudrait pas conclure, tant s'en faut, de ce rapprochement que l'hystérie ait été le seul état morbide dissimulé dans les cas de possession ; on y retrouve d'autres névroses, telles que l'aliénation mentale sous ses diverses formes (démonopathie), l'épilepsie, l'hypochondrie, etc. Mais il n'en est pas moins vrai que de toutes les affections nerveuses, l'hystérie est celle qui dans l'espèce paraît avoir joué presque toujours le rôle le plus considérable et que les agitations et contorsions des anciens démoniaques représentés par les artistes ont été empruntées à la symptomatologie de l'hystérie.

De récentes études nous ont permis de donner de la grande attaque hystérique une description méthodique en la subdivisant en plusieurs phases et périodes nettement caractérisées. Nous avons démontré l'existence d'une règle fixe et immuable, là où les auteurs n'avaient vu jusqu'ici que désordre et confusion. Autour d'un type qui représente l'attaque hystérique dans son entier et complet développement, nous avons groupé les variétés résultant de la prédominance ou de l'atténuation de l'une ou de plusieurs des périodes qui la composent. Parmi ces variétés il en est une qui mérite plus particulièrement d'attirer ici notre attention. Nous y trouverons les modernes « possédés », et nous n'avons pu trouver de plus juste dénomination pour la désigner que celle d'attaque démoniaque.

Il est parfaitement démontré aujourd'hui, par des observations dont le nombre augmente chaque jour, que l'hystérie n'est point spéciale au sexe féminin. Les jeunes garçons, les hommes de tout âge, et parmi eux des ouvriers, des manœuvres dont la nature intellectuelle est bornée, et dont l'extérieur n'a rien d'efféminé, peuvent devenir la proie de la grande névrose. Les plus grandes ressemblances existent entre les symptômes dans l'un et l'autre sexe. Nous signalerons chemin faisant quelques différences de détail.

Notre description sera aussi succincte que possible, nous y introduirons pour plus de clarté et de facilité un certain nombre des figures qui illustrent l'ouvrage spécial de l'un de nous sur la question.

L'attaque hystérique complète et régulière se compose de quatre périodes ; elle est précédée

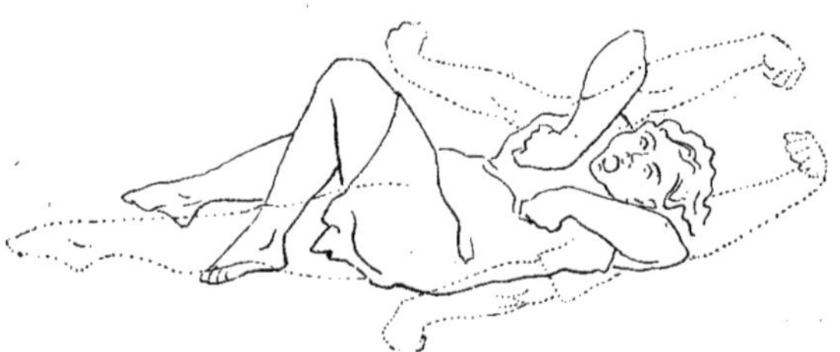

PÉRIODE ÉPILEPTOIDE DE LA GRANDE ATTAQUE HYSTÉRIQUE
Représentation schématique des grands mouvements de la phase tonique.

le plus souvent de signes précurseurs qui permettent aux malades de prévoir le moment où ils vont tomber en état de crise.

Ces prodromes apparaissent quelquefois plusieurs jours à l'avance. La malade, quand c'est une femme est prise de malaises, d'inappétence, parfois de vomissements. Elle devient taciturne, mélancolique ou au contraire est en proie à une surexcitation extrême.

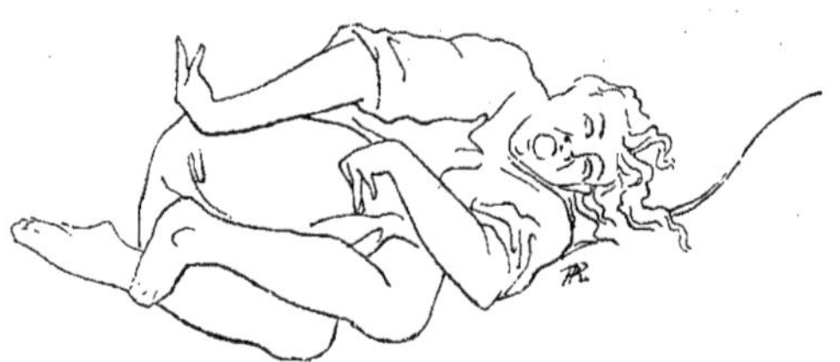

PÉRIODE ÉPILEPTOIDE DE LA GRANDE ATTAQUE HYSTÉRIQUE
Phase tonique. Variété des grands mouvements toniques. La malade se trouve ramassée en boule et fait un tour complet sur elle-même.

Les hallucinations de la vue sont fréquentes ; elles consistent surtout en des visions d'animaux, des chats, des rats, des vipères, des corbeaux, etc... On voit parfois survenir des crampes, du tremblement limité à un membre ou des secousses de tout le corps accompagnées de vertige.

Bientôt se montrent les phénomènes douloureux de l'*aura hystérique* qui précèdent immédiatement l'attaque et qui apparaissent en général dans l'ordre suivant : douleur ovarienne,

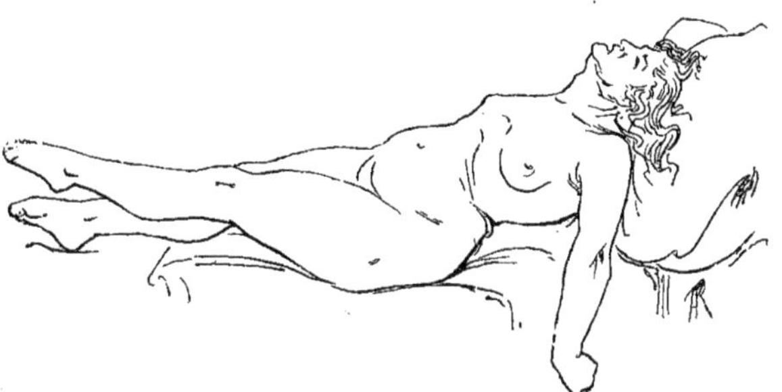

PÉRIODE ÉPILEPTOIDE DE LA GRANDE ATTAQUE HYSTÉRIQUE
Phase tonique. Attitude tétanique.

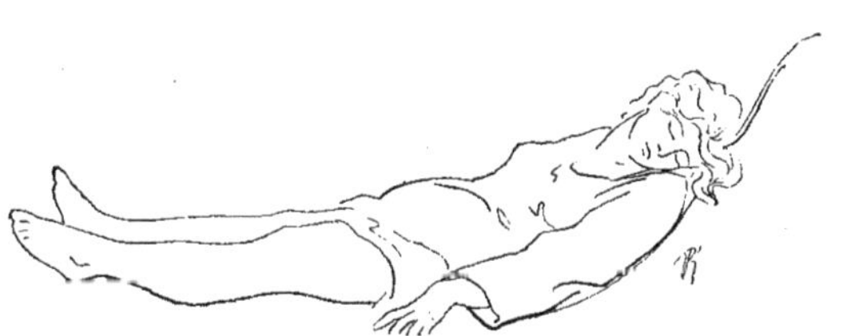

PÉRIODE ÉPILEPTOIDE DE LA GRANDE ATTAQUE HYSTÉRIQUE
Phase de résolution.

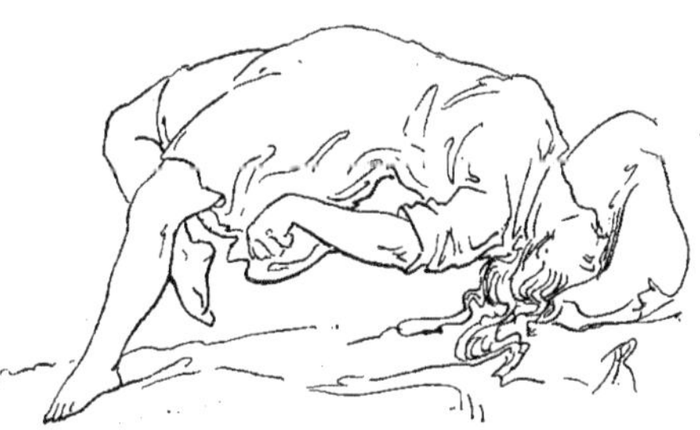

PÉRIODE DE CLOWNISME DE LA GRANDE ATTAQUE HYSTÉRIQUE
Contorsion. — Arc de cercle.

irradiations vers l'épigastre, palpitations cardiaques, sensation de globe hystérique au cou, sifflements d'oreille, sensation de coups de marteau dans la région temporale, obnubilation de la vue. Puis la perte de connaissance marque le début de l'attaque qui se déroule ainsi qu'il suit :

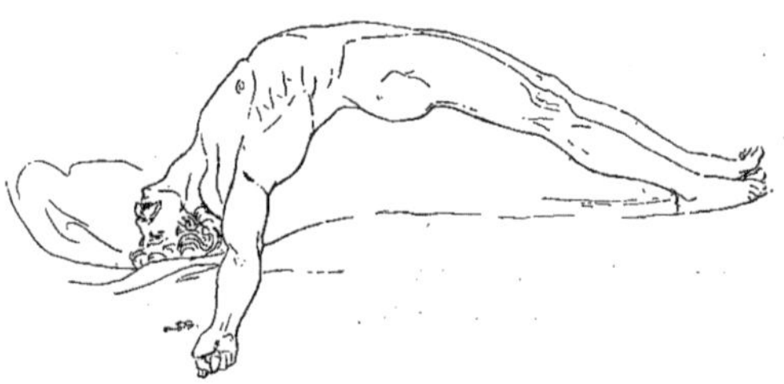

PÉRIODE DE CLOWNISME DE LA GRANDE ATTAQUE HYSTÉRIQUE
Contorsion. Arc de cercle (chez un homme [1]).

1° *Période épileptoïde.* — Cette période ressemble à s'y méprendre à l'attaque d'épilepsie vraie : convulsions toniques, cloniques, puis stertor. Il y a donc lieu de la subdiviser en trois phases : la phase tonique, la phase clonique et la phase de résolution.

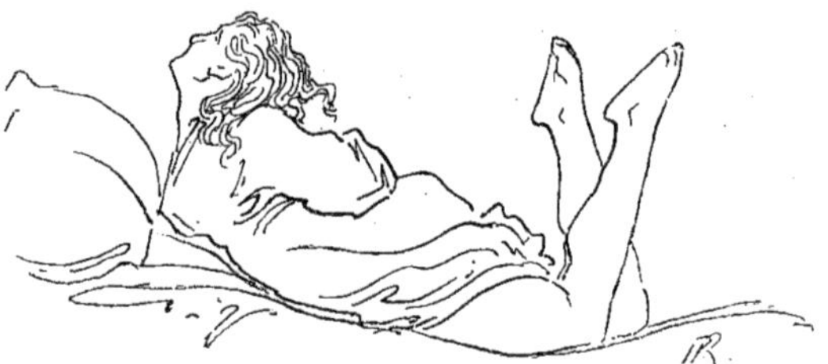

PÉRIODE DE CLOWNISME DE LA GRANDE ATTAQUE HYSTÉRIQUE
Variété de l'arc de cercle.

La *phase tonique* débute le plus souvent par quelques mouvements de circumduction des membres supérieurs et inférieurs en même temps que surviennent la perte de connaissance, l'arrêt momentané de la respiration, la pâleur puis la rougeur du visage, le gonflement du cou, la convulsion en haut des globes oculaires, la distorsion de la face et quelquefois la protrusion de la langue. Cette phase tonique se termine par l'immobilisation tétanique de tout le corps dans

1. Leçons de M. Charcot, *Progrès médical*, 1885.

une attitude dont la plus fréquente est l'extension du tronc et des membres, mais qui peut varier. L'écume se montre aux lèvres.

Puis on voit bientôt les membres roidis être animés d'oscillations brèves et rapides dont l'amplitude augmente par degrés et qui se terminent par de grandes secousses généralisées ; c'est

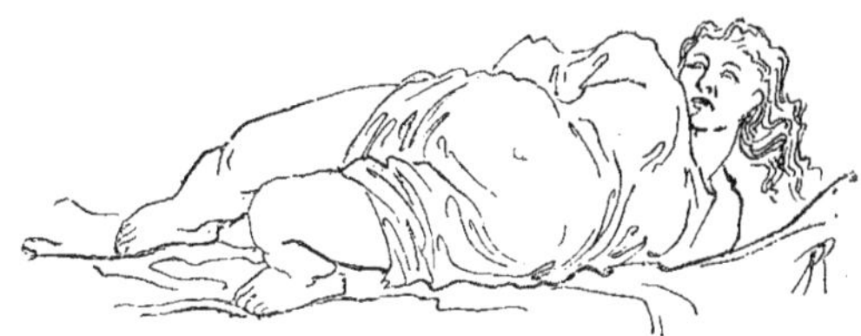

PÉRIODE DE CLOWNISME DE LA GRANDE ATTAQUE HYSTÉRIQUE
Contorsion. — Variété de l'arc de cercle.

la *phase clonique*. Les muscles de la face animés des mêmes mouvements rendent la physionomie horriblement grimaçante.

Enfin les mouvements s'apaisent, et la *phase de résolution* commence, pendant laquelle la face demeure bouffie et souillée d'écume, les yeux sont fermés, et tous les muscles dans la résolution la plus complète. En même temps la respiration devient stertoreuse.

Cette première partie du drame, qui constitue l'attaque de grande hystérie, s'est déroulée dans

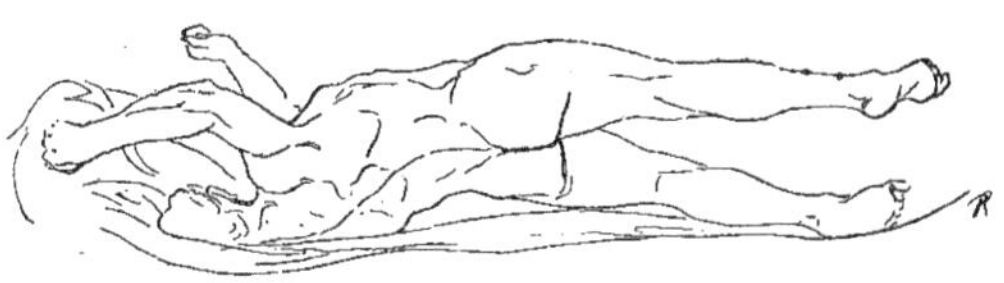

PÉRIODE DE CLOWNISME DE LA GRANDE ATTAQUE HYSTÉRIQUE
Contorsion (chez un homme).

un espace de temps assez court. Les deux premières phases ne durent pas au delà d'une minute ; la phase de résolution se prolonge parfois deux ou trois minutes.

2° *Période des contorsions et des grands mouvements ou période de clownisme.* — Après un moment de calme assez court qui suit le stertor, la seconde période commence. Elle est constituée par deux ordres de phénomènes distincts : *les contorsions* et *les grands mouvements*, qui par des procédés différents répondent à un même principe dominant toute cette période et cherchant un même résultat, celui d'une dépense exagérée de force musculaire. Il n'est pas trop

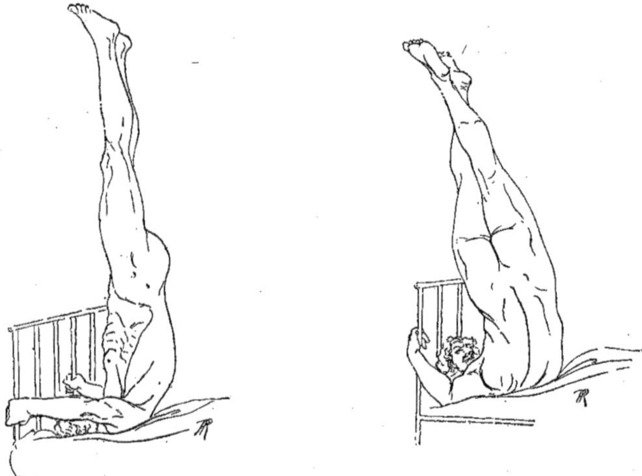

PÉRIODE DE CLOWNISME DE LA GRANDE ATTAQUE HYSTÉRIQUE
Variété de la contorsion (chez un homme).

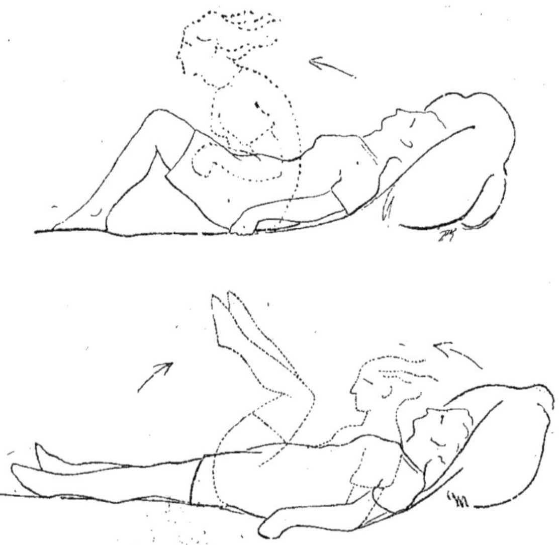

PÉRIODE DE CLOWNISME DE LA GRANDE ATTAQUE HYSTÉRIQUE
Grands-mouvements. Salutations.

de dire que les malades se livrent alors à de véritables tours de force, et le nom de *clownisme* par lequel nous la désignons également nous semble pleinement légitimé.

Pendant les diverses phases de cette période les malades montrent une souplesse, une agilité, une force musculaire bien faite pour étonner le spectateur et souvent, chez la femme, en opposition complète avec les apparences chétives du sujet. Ces phénomènes avaient vivement frappé les premiers observateurs témoins des agitations des possédés, et nous trouvons, dans le *Rituel des exorcismes* [1], qu'un des signes de la possession démoniaque consistait dans le développement des forces physiques supérieures à l'âge et au sexe de la personne chez laquelle elles se manifestent. Chez les hommes cette période arrive parfois à un degré de violence qui dépasse tout ce qu'on peut imaginer.

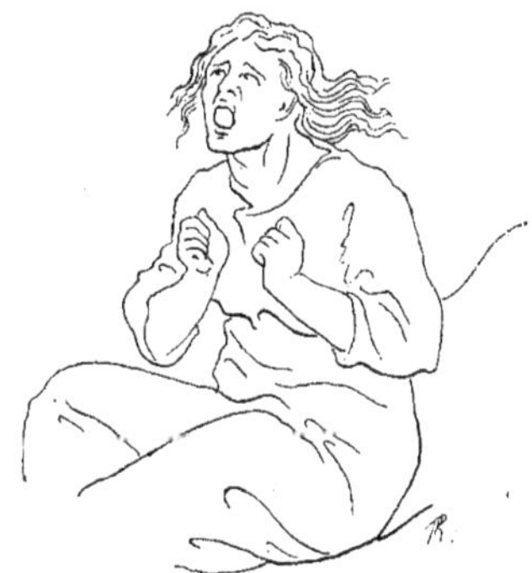

PÉRIODE DE CLOWNISME DE LA GRANDE ATTAQUE HYSTÉRIQUE<br>Cris de rage.

Les *contorsions* consistent en des attitudes étranges, imprévues, invraisemblables. Parmi ces attitudes que nous avons également qualifiées d'*illogiques*, pour les distinguer des attitudes de la troisième période dont il sera question tout à l'heure (*attitudes passionnelles*) qui sont toujours la représentation d'une idée ou d'un sentiment, il en est une pour laquelle les malades semblent avoir une préférence marquée ; elle se reproduit aussi bien chez les hommes que chez les femmes et à peu près de la même façon ; elle mérite le nom d'*arc de cercle*. Le malade est fortement courbé en arrière, les pieds et la tête reposent seuls sur le lit, le ventre parfois météorisé formant le sommet de la courbe. L'arc de cercle varie d'aspect suivant que le sujet, au lieu de se soutenir sur le dos et les pieds, porte sur les côtés du corps ou seulement sur un point du ventre.

1. Cité par L. Figuier, *Histoire du Merveilleux*, page 29.

CHARCOT et RICHER. — Les démoniaques dans l'art.

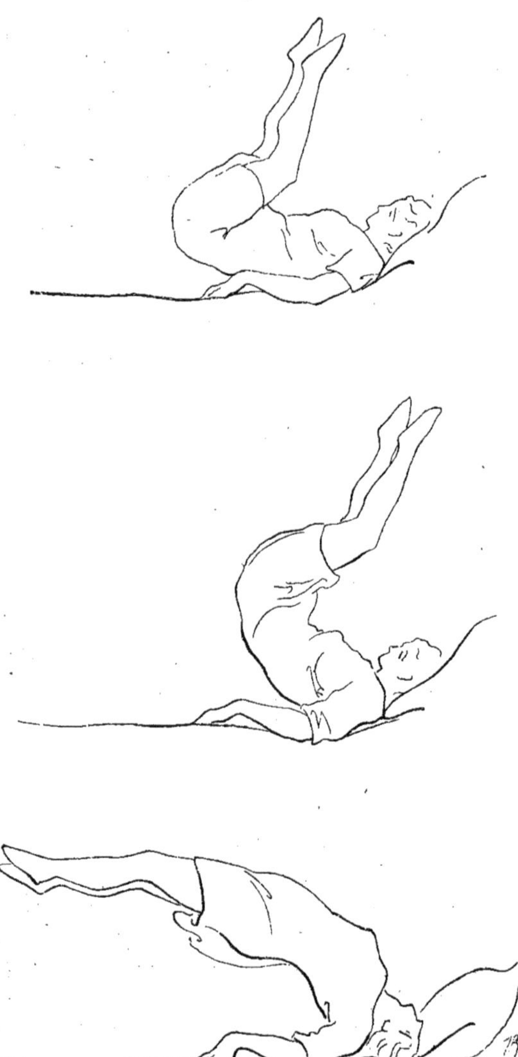

PÉRIODE DE CLOWNISME DE LA GRANDE ATTAQUE HYSTÉRIQUE

Grands mouvements. — Variété remarquable par l'étendue du mouvement; la malade passe successivement par les trois positions figurées ci-contre.

Enfin la *contorsion* peut immobiliser le patient dans les attitudes les plus variées. Si nous devions à ce sujet marquer une différence entre les deux sexes, nous dirions que chez les hommes

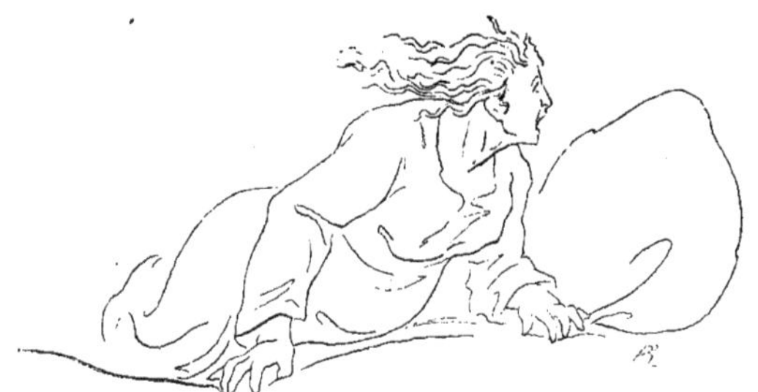

PÉRIODE DE CLOWNISME DE LA GRANDE ATTAQUE HYSTÉRIQUE
Expression et gestes de la rage.

les attitudes d'extension prédominent, pendant que chez les femmes ce sont les attitudes de flexion.

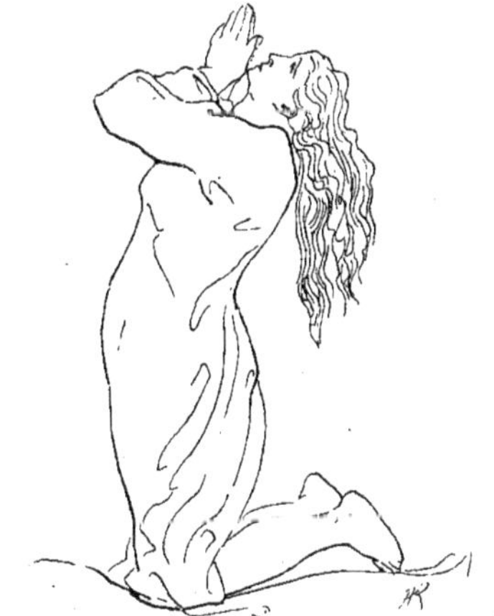

PÉRIODE DES ATTITUDES PASSIONNELLES DE LA GRANDE ATTAQUE HYSTÉRIQUE
Attitude de supplication.

Les *grands mouvements* consistent le plus souvent en des oscillations rapides et étendues de toute une partie du tronc ou des membres seulement. Le plus fréquent des grands mouvements est celui-ci : le malade se redresse comme pour se mettre sur son séant ; la tête s'abaisse jusqu'au niveau des genoux, puis elle se renverse brusquement en arrière en heurtant violemment l'oreiller.

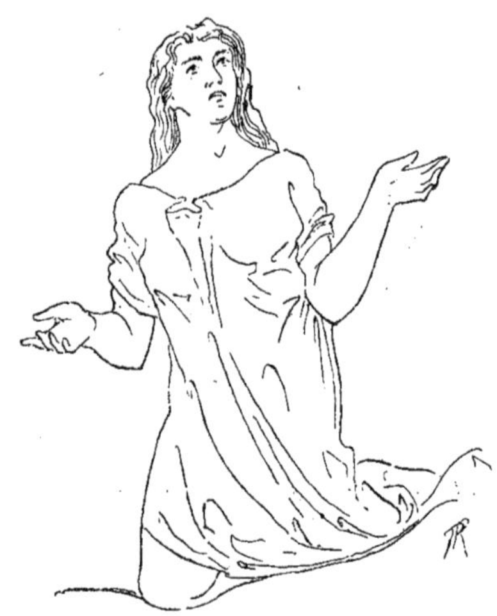

PÉRIODE DES ATTITUDES PASSIONNELLES DE LA GRANDE ATTAQUE HYSTÉRIQUE
Attitude d'attente extatique.

Ce mouvement se répète un grand nombre de fois de suite, simulant une série de *salutations* exagérées. Ces grands mouvements revêtent parfois un caractère particulièrement acrobatique ;

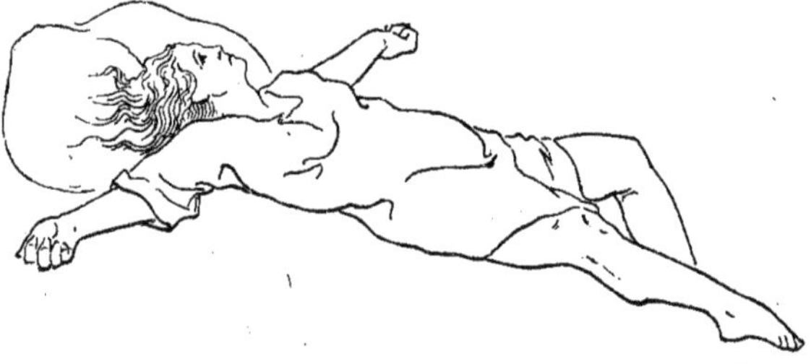

PÉRIODE DES ATTITUDES PASSIONNELLES DE LA GRANDE ATTAQUE HYSTÉRIQUE
Attitude de crucifiement.

ce sont des culbutes, des sauts de carpe, etc... Mais ils ont toujours ce caractère de se répéter un certain nombre de fois de suite. Ils sont souvent précédés ou interrompus par des cris automatiques, dont le timbre perçant rappelle le sifflet du chemin de fer.

Enfin d'autres fois aucun rhythme ne préside à ces grands mouvements. Ils sont complètement désordonnés. Le malade semble lutter contre un être imaginaire, il cherche à rompre les

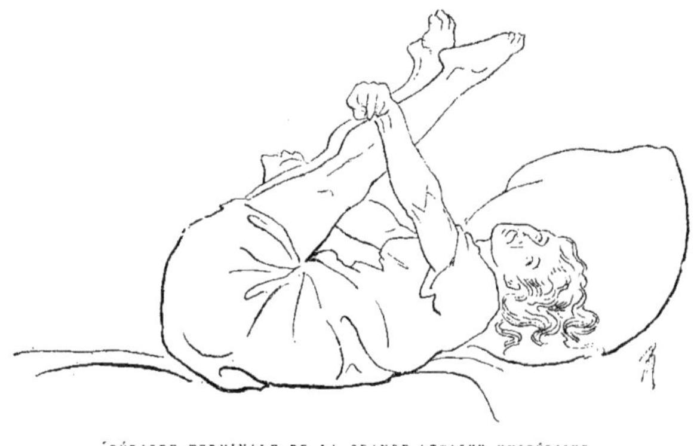

PÉRIODE TERMINALE DE LA GRANDE ATTAQUE HYSTÉRIQUE
Contractures généralisées.

liens qui les retiennent. C'est une véritable crise de rage contre lui-même ou contre les autres ;
ce sont des cris sauvages, des hurlements de bête fauve. Il cherche à mordre et à frapper.

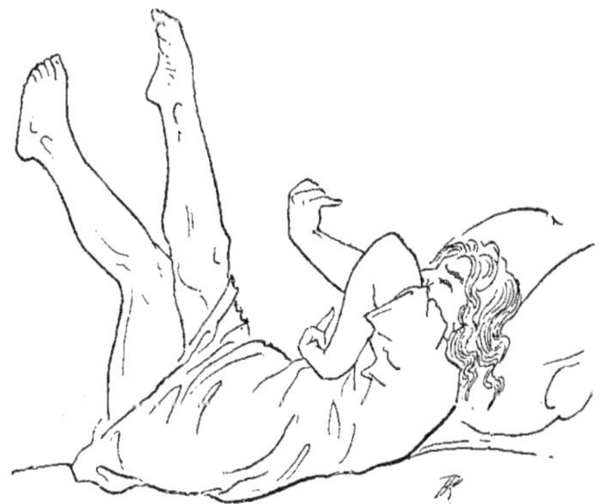

PÉRIODE TERMINALE DE LA GRANDE ATTAQUE HYSTÉRIQUE
Contractures généralisées.

Il met en pièces tout ce qu'il peut atteindre, les draps, les vêtements ; les femmes s'arrachent les
cheveux à pleines mains.

Dans un cas rapporté par M. Bourneville et Dauge, un garçon de treize ans tordait les barreaux du lit, les rampes d'escalier, il soulevait un lit monté et le jetait sur un autre. L'exagération et la prédominance de cette période constituent la variété démoniaque de la grande attaque hystérique.

3° *Période des attitudes passionnelles.* — L'hallucination préside manifestement à cette troisième période. Le malade entre lui-même en scène et par la mimique expressive et animée à laquelle il se livre, les phrases entrecoupées qui lui échappent, il est facile de suivre toutes les péripéties du drame auquel il croit assister et où il joue le principal rôle. Lorsque c'est une femme deux ordres d'idées bien différents se partagent ordinairement les hallucinations; ce tableau a deux faces, l'une gaie, l'autre triste.

Dans l'ordre gai, la malade se croit par exemple transportée dans un jardin magnifique, sorte d'Éden, où souvent les fleurs sont *rouges* et les habitants *vêtus de rouge*. On y joue de la musique. La malade y rencontre l'objet de ses rêves ou de ses affections antérieures et les scènes d'amour suivent quelquefois. Mais cette partie érotique manque souvent et dans tous les cas ne joue, ainsi qu'on le voit, qu'un rôle absolument secondaire au milieu des manifestations si nombreuses et si variées qui constituent la grande attaque hystérique. — Les tableaux tristes sont des incendies, la guerre, les révolutions, des assassinats, etc., presque toujours il y a du sang répandu.

Chez les hommes, ces visions lugubres et terrifiantes occupent presque à elles seules toute la troisième période. Les hallucinations gaies sont pour ainsi dire exceptionnelles.

4° *Période terminale.* — Après la période des attitudes passionnelles ou poses plastiques, on peut dire, à proprement parler, que l'attaque est terminée. La connaissance est revenue, mais en partie seulement, et pendant un certain temps la malade demeure en proie à un délire dont le caractère varie ; il est entrecoupé d'hallucinations et accompagné parfois de quelques troubles du mouvement. Ce délire constitue une quatrième période par laquelle passe la malade avant de retrouver son équilibre normal. C'est comme un reste de l'attaque qui s'épuise, et les accidents qui se présentent alors sont justement comparables et, parfois même, identiques à ceux qui précèdent l'attaque et lui servent en quelque sorte de prélude.

Parmi les troubles du mouvement que l'on peut alors observer nous signalerons des contractures généralisées fort douloureuses, et imprimant aux membres les positions les plus étranges. Les malades qui ont alors repris connaissance, en partie du moins, ne peuvent s'opposer aux sortes de crampes qui tordent leurs membres sur lesquels leur volonté n'a plus aucune prise. Comment ne pas croire qu'un mauvais génie les torture. Elles poussent alors des cris arrachés inconsciemment par la douleur, et offrent le tableau le plus mouvementé et le plus lamentable.

L'attaque régulière, l'attaque type, ainsi composée de ses quatre périodes, emplit une durée moyenne de un quart d'heure; mais elle peut se répéter pour constituer des séries d'attaques dont le nombre varie de vingt à deux cents et plus. Il se produit alors une sorte d'*état de mal* qui peut se prolonger plusieurs heures et même au delà d'une journée.

Ainsi que nous l'avons déjà dit, diverses variétés de l'attaque hystérique découlent logiquement du type que nous venons de décrire, soit par l'isolement d'une période, soit simplement par son exagération avec atténuation des autres. C'est ainsi que la première période donnera naissance à la variété épileptoïde, la deuxième à la variété démoniaque, la troisième à la variété extatique et la quatrième à la variété délirante.

Nous dirons quelques mots ici de la variété démoniaque. Les différentes périodes décrites plus haut s'y trouvent modifiées de la façon suivante.

*Première période.* — Dans ces sortes d'attaques, la période épileptoïde est toujours facilement reconnaissable. Elle n'évolue pas régulièrement, elle est modifiée par la prédominence de la contracture, ou amoindrie par la suppression de quelqu'une de ses phases. Mais les phénomènes

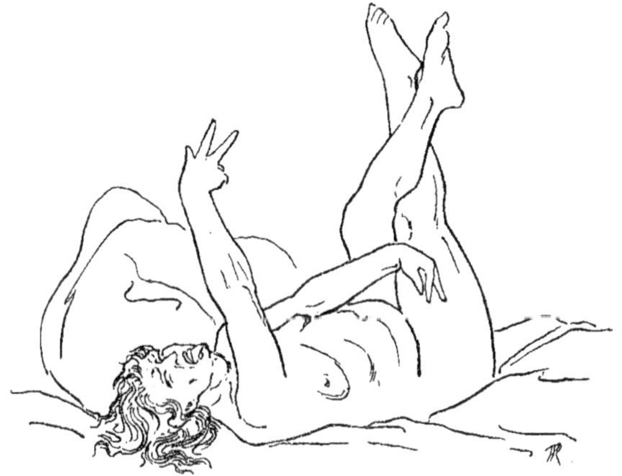

VARIÉTÉ DÉMONIAQUE DE LA GRANDE ATTAQUE HYSTÉRIQUE
Contorsions.

épileptoïdes sont assez nettement caractérisés, pour qu'il soit impossible de les méconnaître.

Le plus souvent la période épileptoïde est représentée ainsi qu'il suit. Les *grands mouvements toniques* du début sont exagérés, les bras, les jambes et tout le corps se contournent étrangement. La respiration est suspendue, la gorge gonflée ; la face, congestionnée et bouffie, est affreusement grimaçante, les yeux convulsés ne laissent voir que le blanc de la sclérotique ; la bouche est ouverte et la langue sortie. Le *tétanisme* survient dans les attitudes les plus bizarres, et le *clonisme* est marqué par le battement des paupières, l'ondulation du ventre et un tremblement partiel, limité à un côté du corps ou généralisé. La respiration reprend péniblement, elle est sifflante et entrecoupée de hoquets. Il y a des bruits pharyngiens, des mouvements de déglutition bruyants. L'écume apparaît certaines fois.

Quelques inspirations ronflantes représentent le stertor, mais la résolution musculaire ne survient pas, les membres demeurent contracturés en diverses situations, et la phase épileptoïde semble se confondre avec la période des contorsions qui la suit.

*Deuxième période.* — Les contorsions sont ici dans leur plus large développement. Les figures représentées ci-contre en donnent une idée. Les membres contracturés dans l'extension s'élèvent perpendiculairement au lit, ils s'entrecroisent souvent par une adduction forcée; les jambes, parfois fléchies, se croisent diversement; les bras se contournent et se placent derrière le dos; les mains ont une attitude à peu près constante, le poignet est fléchi fortement, les trois premiers doigts, pouce, index et médius, étendus et écartés, les deux derniers fléchis. Enfin

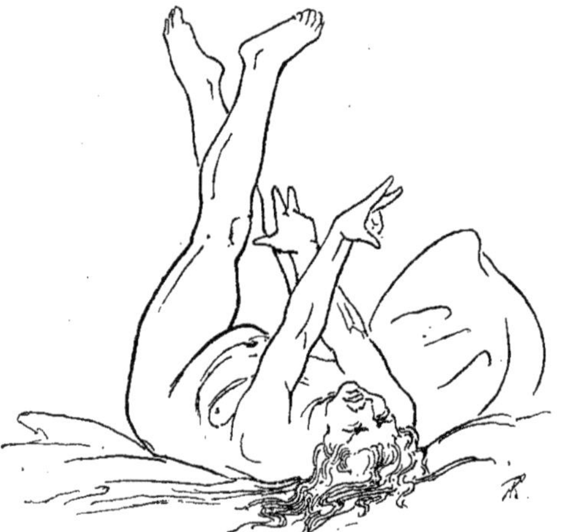


Contorsions.

tout le corps se contorsionne d'une façon qui échappe à toute description. La face revêt alors le masque de l'effroi ou de la colère; les yeux démesurément ouverts, la bouche tiraillée en divers sens ou bien ouverte, la langue pendante.

Les grands mouvements s'exécutent avec une violence épouvantable. La malade cherche à se mordre et à se déchirer la figure ou la poitrine, elle s'arrache les cheveux, se frappe violemment, pousse d'affreux cris de douleur ou des hurlements de bête féroce. Elle se démène comme une forcenée; une de nos malades la nommée Ler..., dans ces attaques, ne peut conserver aucun vêtement, et a bientôt mis tout en pièces. Elle se donne avec le poing des coups si violents, qu'on est obligé d'interposer un coussin pour amortir le choc: elle secoue la tête, cherche à mordre, saisit une compresse qu'on lui présente et l'agite violemment avec de sourds grognements de rage.

*Troisième période.* — Les attitudes passionnelles n'existent pas à proprement parler. L'hallucination peut survenir, mais la contracture qui persiste souvent gêne les mouvements de la malade. On la voit sourire, appeler un être imaginaire ou lui faire la grimace, lui cracher au visage pendant que ses membres sont diversement immobilisés par la contraction musculaire. Mais cette phase est courte en général et manque parfois complètement.

*Quatrième période.* — Alors la malade revient à elle, mais la contracture ne disparaît pas; *des crampes contournent ses membres* et lui arrachent des cris de douleur déchirants; elle supplie les assistants de la soulager.

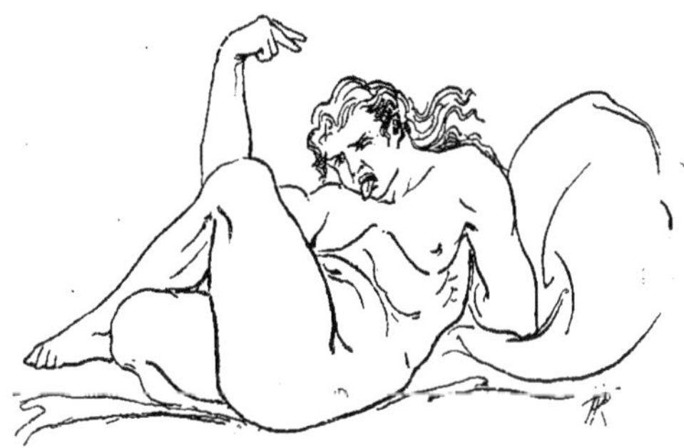

VARIÉTÉ DÉMONIAQUE DE LA GRANDE ATTAQUE HYSTÉRIQUE
Contorsion.

En résumé, on voit que ces sortes d'attaques sont particulièrement caractérisées par *la prédominance de la contracture douloureuse*, par *le développement des attitudes illogiques ou contorsions*, qui leur donne l'aspect effrayant des anciens possédés; enfin par *la persistance de la douleur*, dont l'acuité ramène promptement la connaissance, et en arrachant des cris affreux à la malade, imprime à toute l'attaque un cachet de souffrance tellement horrible que les assistants, même les plus habitués, ne peuvent se défendre d'une pénible émotion.

La description qui précède s'applique surtout aux malades que nous avons eues sous les yeux, elle est en quelque sorte le résumé des observations prises à leur lit, et peut être considérée comme l'expression la plus complète de la variété de la grande attaque que nous étudions ici.

Mais l'attaque de contorsion n'existe pas toujours avec ce degré de violence qui lui a mérité le nom d'attaque démoniaque. Les traits en peuvent être atténués.

Dans les descriptions que nous ont laissé les témoins oculaires des convulsions des anciens démoniaques, il est facile de retrouver la plupart des traits sur lesquels nous venons d'insister.

Mais il ne faudrait pas croire que tous les possédés présentaient de semblables crises. Si ce sont elles surtout qui ont donné aux anciennes possessions démoniaques leur caractère particulièrement terrible et effrayant, elles ont été remplacées parfois par des crises moins tapageuses et qui n'en relevaient pas moins de la grande attaque hystérique. Nous ne saurions entrer ici dans de plus long détails à ce sujet. La question a d'ailleurs été étudiée par l'un de nous dans des notes historiques relatives aux possessions[1].

C'est ainsi que nous avons démontré que la grande hystérie jouait un grand rôle dans les anciennes possessions démoniaques et qu'on peut l'y retrouver sous les formes les plus variées, attaque épileptoïde, attaque de contorsion ou de grands mouvements, attaque d'extase, attaque de délire, attaque de léthargie, attaque de somnambulisme, attaque de catalepsie, etc, sans oublier la forme non convulsive caractérisée par les anesthésies, les hyperesthésies spéciales, les paralysies, les contractures, etc., etc.

On comprendra que nous bornions ici notre description, notre intention ayant été seulement de rapprocher des œuvres d'art qui retracent les convulsions des anciens démoniaques, les crises hystériques qui s'en rapprochent le plus.

Néanmoins il est une autre variété de la grande attaque, qui à cause de son côté plastique et du rôle qu'elle a joué parfois dans les épidémies de possession, mérite d'attirer ici, ne serait-ce qu'un instant, notre attention. De même que nous voyons l'*attitude passionnelle* se mêler aux autres symptômes de la grande attaque, de même nous observons parfois l'extase revêtir des caractères hystériques indiscutables. Nous terminerons donc notre travail en disant quelques mots des attaques d'extases, des extatiques et de leur représentation dans les arts.

1. *Études cliniques sur la grande hystérie.* Notes historiques, p. 798, 2ᵉ édition, par le Dʳ Paul Richer.

# LES EXTATIQUES

L'extase hystérique ne possède guère par elle-même des caractères spéciaux qui puissent permettre de la distinguer des autres variétés d'extases. Nous la considérons comme une forme de la grande attaque, fragment détaché de la troisième période, ou période des attitudes passionnelles. Les signes diagnostiques qui permettent de reconnaître la nature hystérique de l'extase se rencontrent plutôt dans les phénomènes qui la précèdent ou la suivent, et dans les symptômes variés que présente le sujet dans l'intervalle des crises. Ainsi une attitude extatique précédée ou suivie de quelques phénomènes appartenant aux autres périodes de la grande attaque : constriction pharyngienne, phénomènes épileptoïdes si atténués qu'ils soient, contorsion, etc... peut être sans hésitation rattachée à la grande hystérie. Le diagnostic serait encore plus assuré, si dans l'intervalle des crises, le patient présentait les stigmates de l'hystérie : anesthésie, achromatopsie, etc... Mais nous le répétons, la physionomie extérieure de l'extase ne suffit pas à la caractériser. Nous n'avons pas là, comme pour les crises de convulsions démoniaques, cet ensemble de signes qu'on peut appeler pathognomoniques.

Aussi les représentations d'extatiques sont-elles loin d'avoir, au point de vue spécial où nous nous plaçons, l'intérêt que présentent les tableaux de possédés. On peut avec plus ou moins de vraisemblance imaginer une attitude extatique, on n'invente pas certains traits si précis de l'attaque démoniaque.

Au point de vue des phénomènes externes qui seuls ici nous intéressent nous ne trouvons pas deux extatiques qui se ressemblent. En voici quelques exemples, empruntés à Gôrres [1], parmi les faits d'extases mystiques.

Béatrix de Nazareth restait au chœur, penchée sur sa stalle *comme une personne endormie*, ne voyant rien, n'entendant rien. Christine de Stumtèle ne donnait plus aucun souffle de vie, elle ne respirait plus, et *son corps était roide* comme celui d'un mort... *Les pieds et les mains de sainte Catherine de Sienne se contractaient d'une manière convulsive*, ses doigts s'entrelaçaient et serraient avec tant de force les objets qu'elle tenait au moment de l'accès, qu'on les aurait

---

1. Cité par le P. de Bonniot, *Le miracle et les sciences médicales*, p. 191.

brisés plutôt que de leur faire lâcher prise; *tous ses membres avaient la rigidité de la pierre.* Saint Joseph de Copertino poussait un cri, *tombait à genoux, les bras étendus en croix,* aucun souffle ne sortait plus de sa bouche, etc.

Tous ces phénomènes de l'extase se retrouvent dans l'hystérie; ces rigidités, ces contractures sont d'apparence éminemment hystérique. Pour n'en citer qu'un exemple, je rappellerai que Ler..., une de nos malades, dans ses attaques d'extase, était entièrement rigide, les bras étendus dans l'attitude du crucifiement.

Mais nous voyons que les artistes, dans les représentations qu'ils ont faites des extatiques, ont négligé à dessein toute apparence de violence, tout phénomène convulsif. Pour eux l'extase est une pose expressive, une pure attitude passionnelle; tous leurs efforts consistent à exprimer, à rendre extérieur un phénomène interne, en un mot à traduire objectivement, par les traits de la physionomie et les gestes du corps, ce qui se passe dans les régions de l'esprit inaccessibles à la vue.

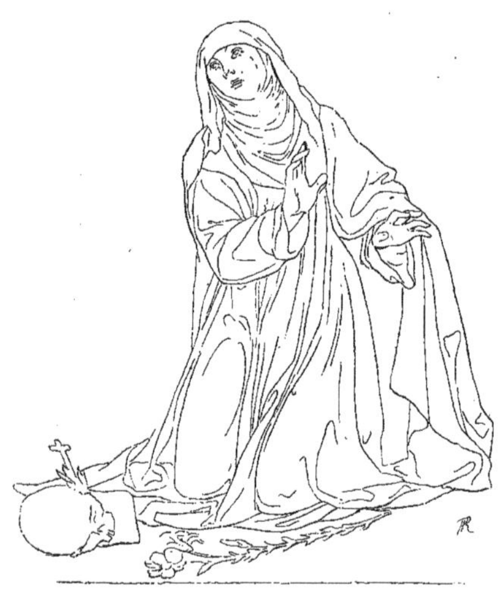

SAINTE CATHERINE DE SIENNE EN EXTASE

Fragment d'une fresque de Sodoma dans l'église Saint-Dominique à Sienne.

C'est ainsi que, pour citer quelques exemples, l'extase revêt les signes extérieurs d'une prière ardente, comme dans une fresque de Sodoma représentant *Sainte Catherine de Sienne intercédant pour l'âme du supplicié Strozzi*; de la surprise, de l'admiration, comme dans une autre fresque du même peintre montrant *Sainte Catherine en extase*; du calme, de la joie intérieure, du ravissement, comme dans les *Immaculées conceptions* de Murillo et de l'école espagnole; de la contemplation, comme dans le tableau de Murillo, *Saint François en extase*; de l'amour possédé et satisfait, comme dans les tableaux de Murillo représentant *Saint Antoine de Padoue entourant de ses bras l'enfant Jésus* ; de l'acceptation, de la soumission, comme dans l'*apparition de la Vierge à Saint Bernard*, de Murillo ; enfin aussi de la souffrance et de la douleur, comme dans le *Saint François recevant les stigmates*, de Cigoli ; de la défaillance et de l'abattement, comme dans une fresque de Sodoma représentant l'*Evanouissement de Sainte Catherine*, ou bien encore dans un tableau de Lanfranchi qui représente *Sainte Marguerite de Cordoue en extase*.

Pour rendre toutes ces expressions variées les artistes ont pu trouver dans les sujets hystériques d'inappréciables modèles. Cette assertion ne paraîtra point hasardeuse ni exagérée à tous ceux qui, comme nous, ont vu des hystériques, même filles du vulgaire, dans une certaine phase de la grande attaque prendre sous l'empire d'hallucinations d'ordre religieux des attitudes d'une expression si vraie et si intense que les acteurs les plus consommés ne sauraient mieux faire et que les plus grands artistes ne sauraient trouver des modèles plus dignes de leur pinceau.

Pour peindre une extatique, l'artiste a donc cherché à rendre une pensée, un sentiment. Tout est mesuré, réglé, rationnel dans sa figure ; tous les traits, tous les mouvements concourent au même but, l'expression. Nous jugeons de la valeur de son œuvre suivant que le but est plus ou moins bien atteint, que les qualités d'expression de la figure sont plus pures, plus vraies, mieux rendues. Dans les figurations de démoniaques, il n'en est plus de même. Nous sommes là en présence d'attitudes bizarres, de contorsions étranges, de déformations des traits qui ne répondent à aucune idée, à aucun sentiment. C'est la période de la grande attaque désignée sous le nom de période *d'attitudes illogiques*, par opposition à la suivante qui est celle des *attitudes passionnelles*.

Toute ressource manque à l'artiste peintre, sculpteur, acteur, en dehors de l'observation exacte de la nature. Car il ne suffit pas seulement de déformer à plaisir et de faire étrange à volonté ; il y a sous cette incohérence apparente une raison cachée qui relève d'un processus morbide, et, dans la nature des déformations des parties ou des contorsions de l'ensemble, de même que dans le mode de succession et de groupement de tous ces phénomènes, on retrouve, ainsi que le démontrent nos études sur les œuvres des maîtres anciens ou modernes, les marques indiscutables d'un ordre préétabli, toute la constance et l'inflexibilité d'une loi scientifique.

FIN

BOURLOTON. — Imprimeries réunies, B, rue Mignon, 2.

# TABLE DES NOMS D'ARTISTES

### CITÉS DANS CET OUVRAGE

 TABLE DES NOMS D'ARTISTES.

# TABLE GÉNÉRALE

BOURLOTON. — Imprimeries réunies, B, rue Mignon, 2.

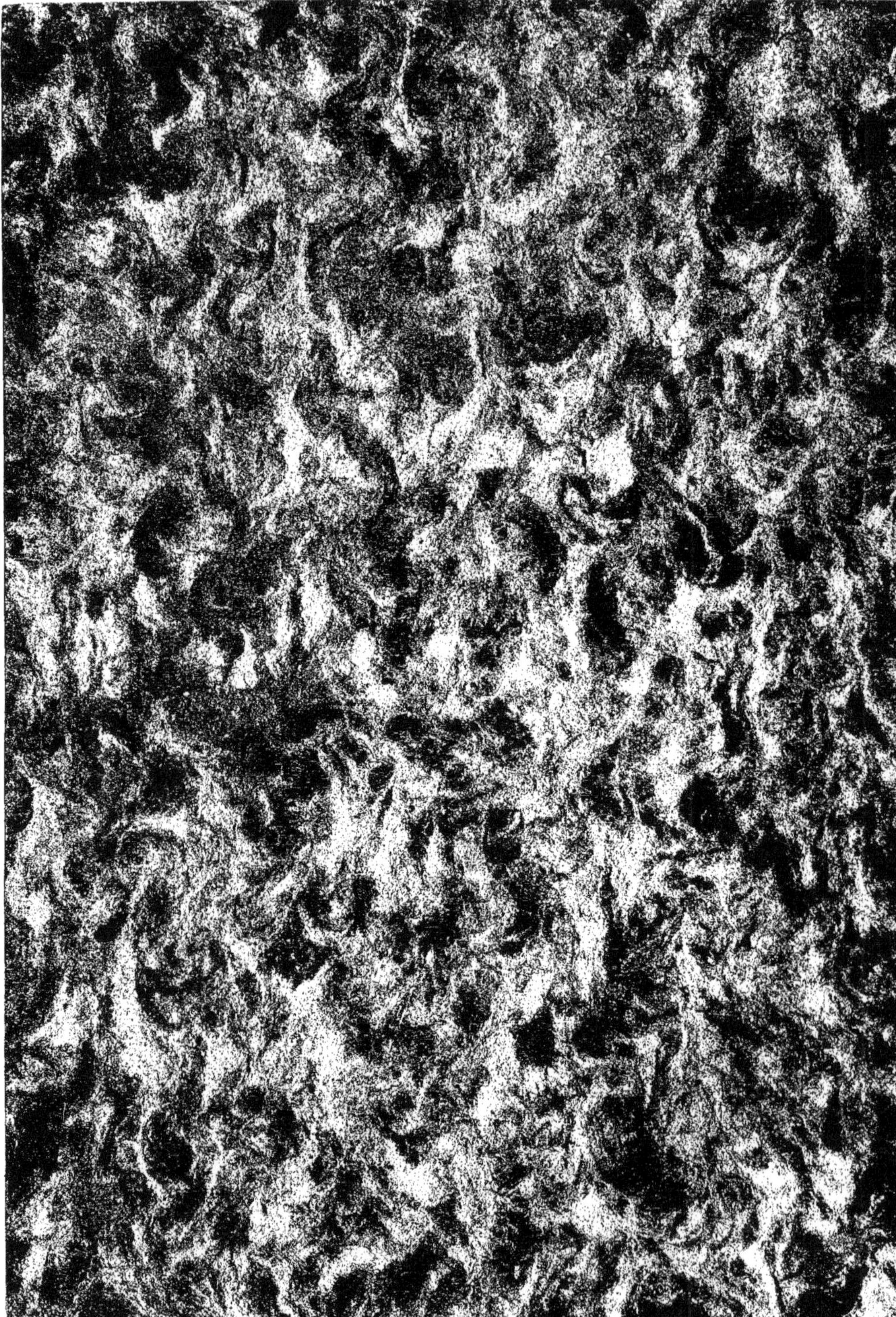

www.ingramcontent.com/pod-product-compliance
Ingram Content Group UK Ltd.
Pitfield, Milton Keynes, MK11 3LW, UK
UKHW021226140726
13695UKWH00002B/788